Peter Linhart

„Borreliose“

Vorbehaltserklärung:

Dieses Buch ist dazu bestimmt, Informationen über die SANUM-Therapie zu vermitteln. Allerdings können Krankheiten sehr unberechenbar sein; daher sollte immer die bestmögliche Fachkompetenz zu Rate gezogen werden. Weder der Autor noch der Verlag sind im Falle eines Verlustes oder Schadens, der direkt oder indirekt durch die in diesem Buch enthaltenen Informationen verursacht sein könnte, irgendeiner Person gegenüber verantwortlich oder schadenersatzpflichtig.

Disclaimer:

The purpose of this book is to provide information on the SANUM Therapy. However, illness can be highly unpredictable, and therefore, the best possible expertise should always be consulted. The author and the publisher disclaim all liability and responsibility for any direct or indirect loss or damage incurred by any person that might have arisen from the information contained in this book.

1. Auflage 2015

Semmelweis-Institut
Verlag für Naturheilkunde
Hasseler Steinweg 9
27318 HOYA
DEUTSCHLAND
Telefon: (0 42 51) 93 52-3 94
Fax: (0 42 51) 93 52-2 90
E-Mail: info@semmelweis.de

Dieses Buch ist allen Menschen gewidmet, die an Borreliose leiden.

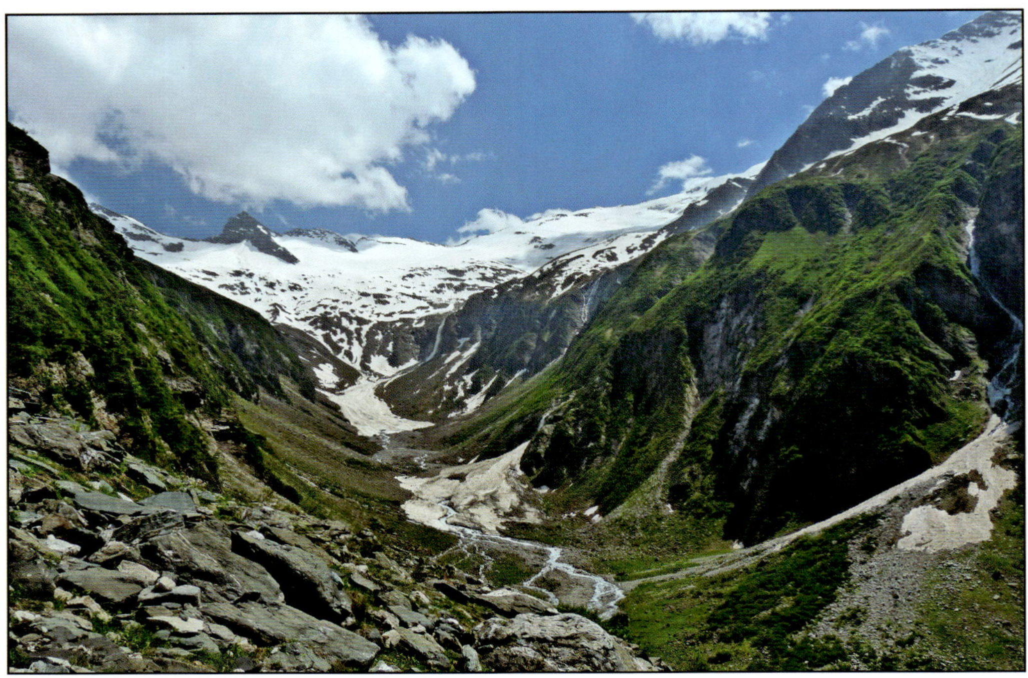

Foto: Robert Linhart, Habachtal / Österreich

Deine krankheitsbedingten Schmerzen und Ängste
sind ganz deine eigenen.
Niemand erlebt sie so wie du.
Doch durch sie wirst du verstehen,
warum andere so leiden.

In deinen Schmerzen und Ängsten
sind Möglichkeiten und Angebote,
die Tiefe des Lebens zu begreifen.
Du lebst nicht allein.
Sprachlos leiden viele um dich
und wünschen sich sehnlichst
die Stimme eines Menschen,
der sich selbst entdeckt hat
und etwas versteht von den Zusammenhängen
zwischen Leiden und Wachsen.

Geh in deine Schmerzen und Ängste.
Wenn du sie verstehst,
bist du anderen ein Stück näher.

Inhaltsverzeichnis

Vorwort

Die Inspiration zum Schreiben dieses Buches schöpfte ich aus über 25-jähriger Praxistätigkeit und Forschungsarbeiten mit Borreliose-Patienten, die täglich gegen diese Multisystemerkrankung kämpfen. Ich möchte ihnen damit meinen Respekt zeigen und gleichzeitig meine Bewunderung für ihre Entschlossenheit und ihren Kampfeswillen zum Ausdruck bringen. Den weiteren Anstoß zur Herausgabe verdanke ich zahlreichen Kolleginnen und Kollegen, die konfrontiert mit unklaren, langwierigen Krankheitsfällen an ihre therapeutischen Grenzen gestoßen sind. So ist dieses Buch „aus" der Praxis „für" die Praxis geschrieben. Es informiert ausführlich über das vielgestaltige Krankheitsbild der Lyme-Borreliose und der Wandlungs- und Überlebensfähigkeit der Borrelien.

Der bekannte Spruch: „Vor die Therapie haben die Götter die Diagnose gesetzt" gilt für die Borreliose in besonderem Maße. Das vielschichtige Erscheinungsbild und die verschiedenen Stadien, aber auch die labortechnischen Probleme erschweren die Diagnostik außerordentlich. Wegen der großen Bedeutung der Früherkennung und der dann möglichen optimalen Therapie ist die intensive Aufklärung der Bevölkerung, aber auch der Ärzte und Heilpraktiker unverzichtbar. Diesem Buch, das diese Aufgabe zu erfüllen sucht, ist daher eine weite Verbreitung zu wünschen.

Der Autor

Einleitung:

Noch immer ist in Europa die Lyme-Borreliose nicht zur Genüge im Bewusstsein der Ärzte und auch Heilpraktiker verankert. Auch heute wird sie bei der Mannigfaltigkeit ihrer Symptome von vielen - einige Fachärztegruppen ausgenommen - nicht erkannt. Hinzu kommt, dass sie bei uns noch immer keinen politischen und öffentlichen Druck erzeugt und somit gesundheitspolitisches Handeln, zumindest in Form der Aufklärung und Unterstützung von Forschungsvorhaben, unterbleibt - ganz im Gegensatz zu den USA. Dort wurde 1975 die Lyme-Krankheit erstmals beschrieben, 1981 wurde der Erreger entdeckt und Ärzte, wie auch die Öffentlichkeit, haben schon von Anfang an dieser Krankheit große Aufmerksamkeit gewidmet.

1985 wurde die Lyme-Borreliose auf dem 2. Internationalen Borrelien-Kongress in Wien als häufigste vektorale Erkrankung Europas vorgestellt. Heute kann eine rapide Ausbreitung der Erkrankung beobachtet werden.

Das New York Times-Magazin bezeichnete sie als die sich nach AIDS am schnellsten ausbreitende Infektionserkrankung in den Vereinigten Staaten. Berichte aus anderen Ländern zeigen, dass sich die Krankheit auch in Asien, Südamerika und Europa ausbreitet. Allein in der BRD erkranken jährlich ca. 100.000 Menschen an Lyme-Borreliose.

Es handelt sich um eine chaotische Krankheit. Sie vagabundiert in vielen Schubladen der Schulmedizin, passt aber in keine hinein. Der Erreger hat Mafiazüge: tarnen, mehr oder weniger brutal zuschlagen, sich verstecken.

Die meisten dieser Borreliose-Betroffenen wurden bisher nie ursächlich behandelt. Durch die erst jetzt erfolgte Aufklärung ist eine große Behandlungsnachfrage entstanden. Viele Ärzte und Heilpraktiker können mangels diesbezüglichen Wissens und entsprechender Erfahrung dieser Nachfrage in keinster Weise genügen. Sie sind überfordert. Die Aufteilung der Medizin in Disziplinen verschärft das Problem für den Betroffenen dieser Multisystemerkrankung. Die Patienten rotieren in unwürdiger Weise im Kreis von einem „Spezialisten“ zum anderen mit meist wenig Aussicht auf Erfolg.

So soll in diesem Buch zu einem größeren Verständnis der Krankheit das ganze Spektrum der Lyme-Borreliose betrachtet werden, angefangen beim frischen Zeckenstich über das frühe und das späte Disseminatiosstadium bis hin zur chronischen Lyme-Borreliose. Es soll dazu beitragen, den Umgang mit dieser Erkrankung zu verbessern.

Kapitel I

Geschichte:

1975 diagnostizierten Ärzte im Nordosten der Vereinigten Staaten in und um die Ortschaft „Lyme" im Bundesstaat Conneticut bei zahlreichen Kindern unerklärlich häufig auftretende juvenile rheumatoide Arthritis. Ebenso erkrankten immer mehr Erwachsene aus dieser Gegend an diesem fortschreitenden Leiden, bei dem die entzündlichen Gelenke schmerzhaft anschwellen und schließlich zerstört werden. Die lokale Häufigkeit dieses Krankheitsbildes war in der Tat sehr ungewöhnlich. Allerdings waren die arthritischen Beschwerden bei dieser mysteriösen Erkrankung nur „ein" Symptom unter verschiedenen anderen, wie zum Beispiel Hautausschläge, rasende Kopfschmerzen, neurologische Störungen mit Nervenschmerzen, Parästhesien und mit Facialisparesen bei vereinzelten Patienten. Der Allgemeinzustand war immer „grippeähnlich".

Wissenschaftler der Yale-Universität in New Haven fanden schließlich heraus, dass diese Symptome offensichtlich durch einen von Zecken übertragenen Erreger verursacht wurden. Den Anstoß zur Erforschung des Erregers dieser mysteriösen, gehäuft in Lyme und Umgebung auftretenden Erkrankung, gab 1975 Mrs. Polly Murray.

Es handelte sich um eine schraubenförmige Riesenbakterie, ähnlich dem Lues-Erreger „Treponema pallidum", die sog. „Borrelia burgdorferi". Sie wurde benannt nach dem Basler Dr. Willy Burgdorfer, der 1981/1982 an den Rocky Mountain-Laboratories in Hamilton in Zeckendärmen diesen Erreger als Ursache der Lyme-Borreliose identifizierte.

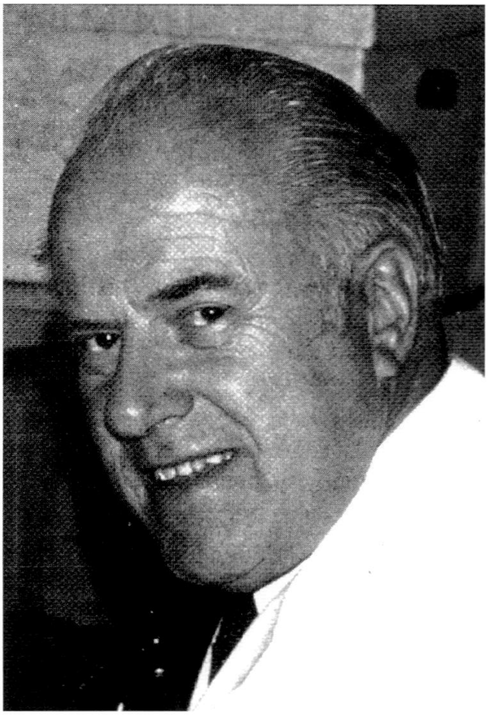

Bild 1: Dr. Willy Burgdorfer

Die Borrelia burgdorferi gehört zur Gruppe der Spirochäten, der Wanderer zwischen zwei Welten, den Viren und Bakterien. Die Gattung Borrelia wurde nach dem französischen Bakteriologen Borrel benannt. Zu den Spirochäten gehören auch die Treponemen und die Leptospiren.

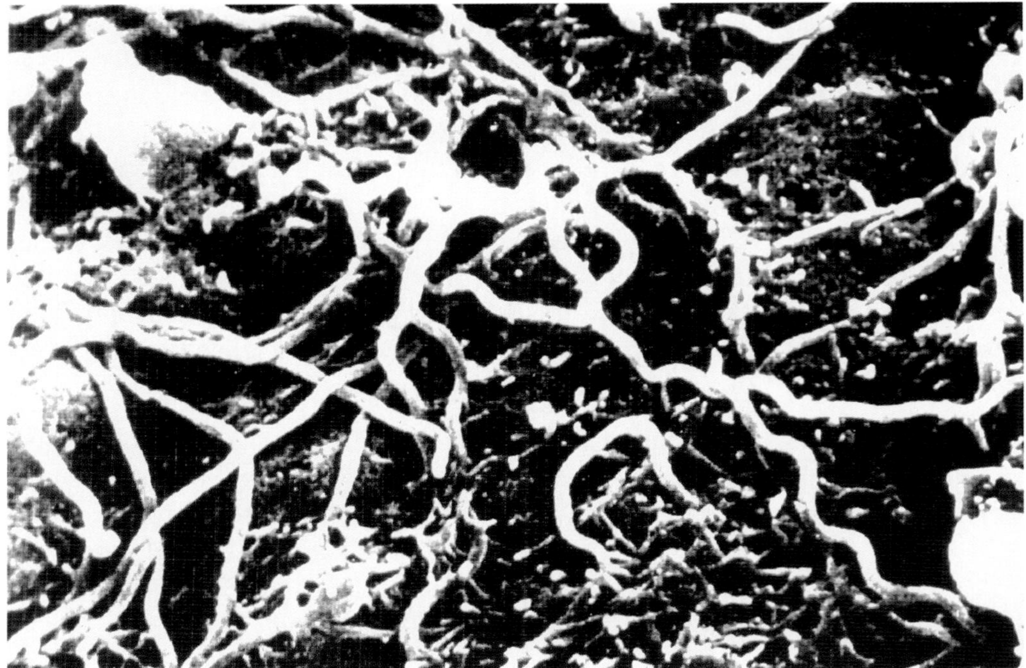

Bild 2: Borrelia burgdorferi im Mitteldarm einer Hirschzecke (Ixodes dammini) Abbildung von Dr. W. Burgdorfer, Rocky Mountain-Laboratories, Hamilton /USA

Es liegt vor allem in Europa eine Vielfalt von verschiedenen Subspezies vor:

- Borrelia afzelii
- Borrelia garinii
- Borrelia japonica

Der Oberbegriff dieser drei Genospezies lautet: „Borrelia burgdorferi sensu lato".

Kenner dieser Szene vermuten, dass es daneben ca. 300 Stämme gibt, die krankmachen können, wenn sie unter bestimmten Bedingungen ihren fakultativ apathogenen Status verlassen. Aufgrund ihrer Oberflächen-Antigene, die eine spezifische, z.T. messbare Immunantwort hervorrufen, wird vermutet, dass sie außerdem eine spezifische Organotrophie aufweisen, z.B.:

- Borrelia lusitaniae
- Borrelia valaisiana uva.

Die schraubenförmigen Borrelien sind beweglich und können sich ähnlich wie Aale im Wasser durch Körperflüssigkeiten ihrer Wirte schlängeln und aufgrund ihrer korkenzieherartigen Beschaffenheit Zellwände durchdringen (sog. „Mobil-forms”).

Die Virulenz des Erregerstammes, die Anzahl der übertragenen Keime sowie allgemeine und lokale Immunfaktoren des Wirtes bestimmen, ob die übertragenen Erreger unter der Haut abgewehrt werden können, oder ob sie sich durch Teilung vermehren und zu Krankheiten führen.

Nicht mit FSME verwechseln!

Die Borreliose wird sehr häufig mit der Frühsommer-Meningo-Enzephalitis (FSME) verwechselt. Diese ebenfalls durch Zecken übertragene Erkrankung wird durch Flavi-Viren ausgelöst. In der gesamten BRD erkranken jährlich ca. 500 Menschen an FSME, dagegen ca. 100.000 Menschen an der Lyme-Borreliose. FSME wird sofort, Lyme-Borreliose erst nach ca. 12-24 Std. übertragen. Im Gegensatz zur Borreliose kann gegen die FSME aktiv immunisiert werden.

Neben diesen beiden Erkrankungen sind als Co-Infektionen durch Zeckenübertragung neu entdeckt und nachgewiesen:

- Ehrlichiosen
- Babesiosen
- Rickettsiosen
- Anaplasmosen.

Da Borrelien, Babesien, Anaplasmen und andere Erreger parallel in einer Zecke vorliegen können, treten Mischinfektionen beim Menschen vermutlich häufiger als angenommen auf. Bisher wurden nur relativ wenige Fälle von „Humaner Babesiose”, bzw. „Humaner Granulozytärer Anaplasmose“ (HGA) in Europa beschrieben.

Epidemiologische Untersuchungen in Süd- und Mitteldeutschland haben jedoch gezeigt, dass etwa 1-3% der Zecken (Ixodes ricinus) mit Babesia und / oder Anaplasma phagocytophilum infiziert sind.

Überträger der Lyme-Borreliose

Überträger von Borrelia burgdorferi auf Mensch und Tier sind einzig die Zecken. Bei uns ist es ausschließlich die Schildzecke, Ixodes Rizinus (sog. Holzbock), welche 90% unserer Zeckenfauna ausmacht. Weltweit sind zahlreiche andere an der Übertragung des Erregers beteiligt.

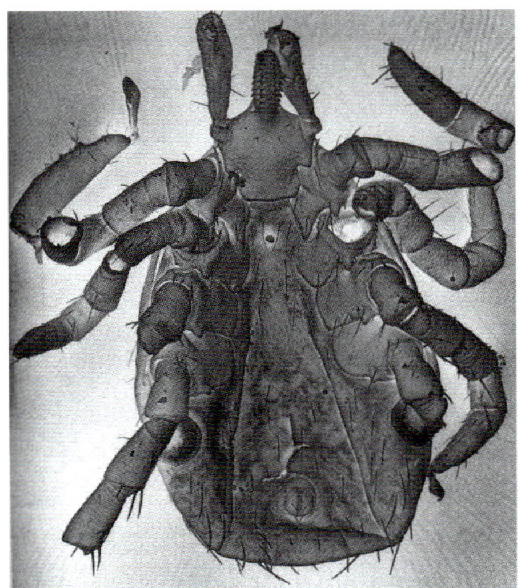

Bild 3

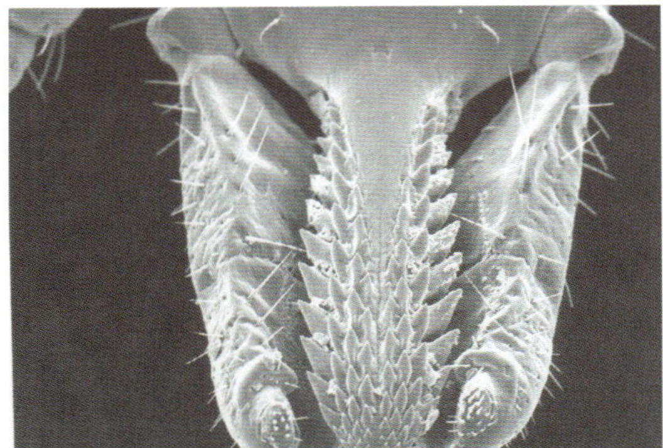

Bild 4

Die als gemeiner Holzbock bekannte Zecke *Ixodes ricinus* (Bild 3) ist der Hauptüberträger der Lyme-Borreliose in Europa; sie bohrt sich mit dem sogenannten Hypostom am Kopf (Bild 4) in die Haut ihres Opfers ein, um für einige Tage Blut zu saugen.

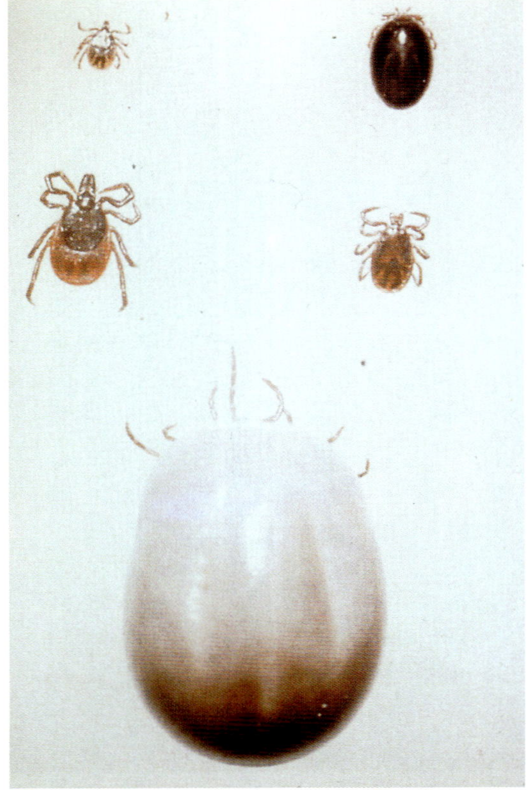

Bild 5: Zeckenstadien:
Oben: Nymphe nüchtern und vollgesogen
Mitte: Weibchen links, Männchen rechts
Unten: vollgesogenes Weibchen

Borrelia burgdorferi konnte zwar auch in verschiedenen Insekten, wie Bienen, Wespen, Mücken und Fliegen, gefunden werden – eine Übertragung auf den Wirt findet aber, auch bei Stichkontakt, nicht statt.

Zecken gehören zoologisch gesehen zu den Raubmilben unter den Spinnentieren. Sie leben vom Blut und der Gewebeflüssigkeit ihrer Opfer, die sie diesen nach Perforation der Haut absaugen.

Entwicklungszyklus der Zecke

Von den Muttertieren werden Tausende von Eiern gelegt, aus denen die Zeckenlarven schlüpfen (Größe 0,5-1,0 mm). Da schon die Eier vom Muttertier infiziert wurden, sind die Larven, die insbesondere gern den Menschen befallen, von Anfang an Überträger. Nach der ersten Blutmahlzeit findet eine Metamorphose zur „Nymphe" statt. Nach einer weiteren Blutmahlzeit differenziert sich diese anschließend zum weiblichen oder männlichen erwachsenen Tier. Das Weibchen benötigt zur Eiproduktion wiederum eine Blutmahlzeit. Die Männchen begnügen sich zur Spermienherstellung auch mit interstitieller Flüssigkeit. Nach der Kopulation kommt es zur Eiablage. Beide erwachsenen Tiere sterben unmittelbar danach. Der gesamte Lebenszyklus beträgt in Abhängigkeit von den verfügbaren Blutmahlzeiten 1 bis 2 Jahre. Die Überwinterung der erstarrten und inaktiven Tiere findet im Erdboden statt.

Vorkommen: Bis auf eine Höhe von 1000 m ü. NN. grundsätzlich überall.

Ideale Lebensbedingungen:

- Hohe Bodenfeuchtigkeit von über 80% (Sümpfe, Moorgebiete, Seen, Teiche)
- Waldboden, unter Laub und Untergehölz des Waldes, wo sie auf Stauden bis max. 1,5m leben.
- Nie auf höheren Sträuchern und Bäumen, wie der Glaube besteht. Ein Hut als Zeckenschutz ist somit überflüssig und sinnlos.
- Mit Wild (auch Vögeln) werden Zecken in zunehmendem Maße in Wohngebiete der Dörfer und Städte getragen.
- Zecken sind von Frühjahr bis Herbst aktiv.

Borrelienübertragung

Die winzigen Larven und kleinen Nymphen klettern bis zu 50 cm an Gräsern und Büschen empor. Erwachsene Zecken bis 1,5 m, um dort auf einen vorbeiziehenden Wirt zu warten. Meist sind es Mäuse, welche auch das hauptsächliche Erregerreservoir bilden, jedoch auch größere Tiere wie Hirsche, Rehe und Füchse. Diese sind auch als Transportwirte zur Ausbreitung der Zecken sowie als Paarungstreffpunkte wichtig.

So kann auch der Mensch von Zecken befallen werden, was jedoch selten ist. Hat nun die Zecke einen Wirt erwischt, sucht sie nach einer geeigneten Stelle zum Stechen. Der Stichvorgang dauert etwa 10 Minuten. Die Sägezähne am Saugrüssel (Hypostom) verankern diesen im Stichkanal. Dann wird Speichel abgesondert, der die Einstichstelle anästhesiert, die Blutgerinnung hemmt und das Gewebe des Wirtes auflöst. Nun schiebt sich der Saugrüssel vor und Blut wird angesogen. Der Vorgang bleibt meistens vom Opfer unbemerkt. Der Saugakt kann nun Tage dauern. Um möglichst viel Nahrung aufzunehmen, wird das Sauggut im Zeckendarm eingedickt. Dazwischen wird aber immer wieder der bakterientragende Darminhalt und Speichel dem Wirt unter die Haut erbrochen und damit werden die Erreger übertragen. (Aeschlimann 1996, Burgdorfer 1996, Gern 1991).

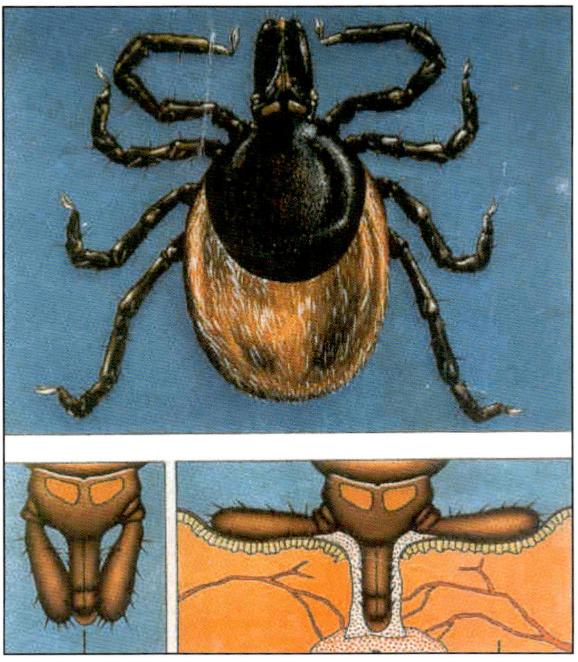

Bild 6: wenn die Zecke zusticht …

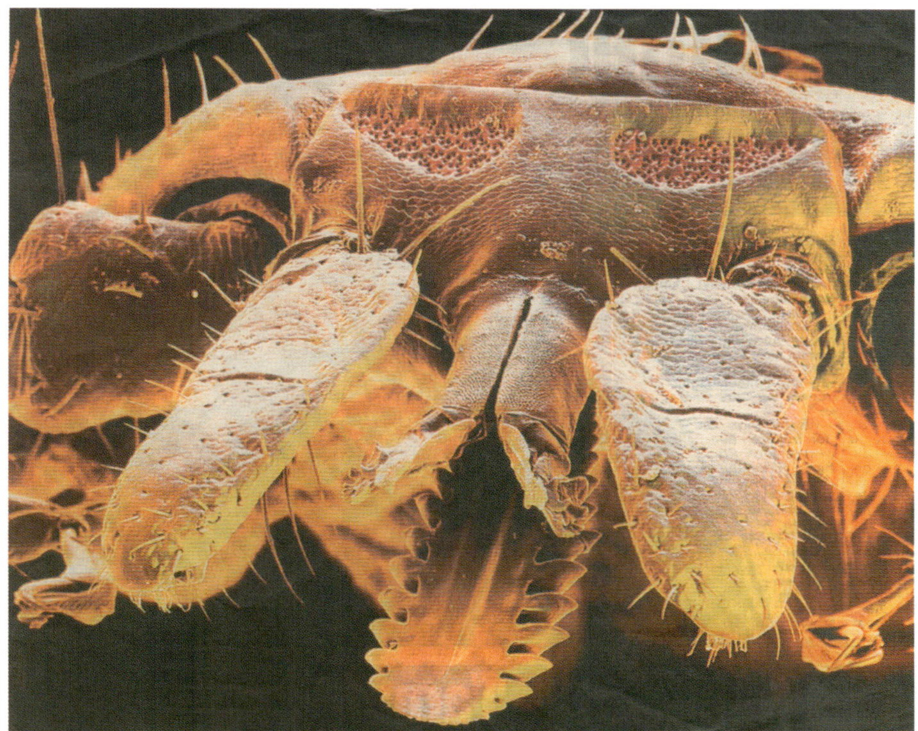

Bild 7: Wie ein Monster wirkt die Zecke in 120facher Vergrößerung. In der Mitte erkennt man ihr Bohr- und Saugrohr, rechts und links davon die Fühler (mit Härchen).

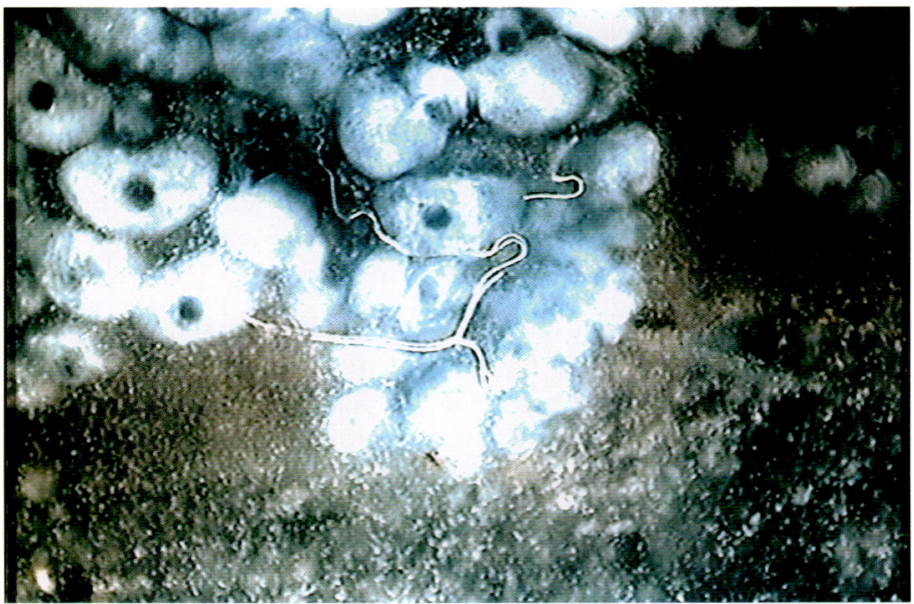

Bild 8: Borrelia burgdorferi im Zeckendarm. Foto: Peter Linhart
Dunkelfeld 1:1200

Kapitel II

Erkrankungsrisiko

Grundsätzlich darf man davon ausgehen, dass etwa jede dritte Zecke Träger des Erregers ist.

Das Risiko, nach einem Zeckenstich an der Lyme-Borreliose zu erkranken, ist wesentlich geringer als das Infektionsrisiko. Viele Infektionen werden zum Glück von der körpereigenen Immunabwehr im Keim erstickt. Wahrscheinlich bei weniger als 1% der Personen, die Borrelia burgdorferi übertragen bekommen, entsteht eine echte Krankheit. Da Zeckenstiche aber sehr zahlreich sind, ist die Anzahl der Erkrankten trotzdem sehr beachtlich. So registriert man z. Zt. ca. 10.000 Neuerkrankungen pro Jahr in Deutschland.

Krankheitsbilder

Die Lyme-Borreliose ist durch einen phasenhaften Verlauf charakterisiert, wobei jede Phase typische Organmanifestationen zeigt. Diese betreffen überwiegend die Haut, die Gelenke und das Nervensystem. Die Erkrankung kann jedoch individuell sehr unterschiedlich verlaufen, sowohl hinsichtlich des betroffenen Organs als auch hinsichtlich der Latenz zwischen Infektion und manifesten Symptomen sowie eines etwaigen Symptomwechsels.

Aus diesem Grund wurde die noch aus der Vor-Antibiotika-Ära stammende strikte Einteilung der Erkrankung in Phase I mit der Hautmanifestation Erythema migrans, gefolgt von Phase II mit Auftreten einer Meningoradikulitis nach Wochen bis wenigen Monaten und Phase III mit der Lyme-Arthritis Monate bis Jahre später inzwischen weitgehend zugunsten einer Unterteilung in eine frühe lokale, eine frühe disseminierte und eine späte disseminierte Lyme-Erkrankung geändert.

Diese Einteilung berücksichtigt klarer, dass es an jedem von der Borreliose betroffenen Organsystem frühe und späte Erkrankungsmanifestationen gibt, die zudem völlig unabhängig voneinander auftreten können.

Zur besseren Definition soll die Lyme-Borreliose daher nachfolgend in drei Phasen (Stadien) dargestellt bzw. unterteilt werden.

Stadium I - „Frühborreliose"

- Lokale Infektion der Haut
- 2-7 Tage nach dem Zeckenkontakt entsteht um die Einstichstelle ein **„Erythema migrans"** (EM, Wanderröte), eine ringförmige sich ausbreitende Rötung, die kaum Beschwerden verursacht, jedoch nur bei etwa 30% der Betroffenen besteht. Treten in der Mitte des EM Geschwüre oder Bläschen auf, ist dies ein Hinweis auf eine Mischinfektion, an der andere Keime mitbeteiligt sind. Wird bei dem Zeckenstich ein Blut- oder Lymphgefäß getroffen, kommt es zur „direkten Streuung", wobei das EM fehlt. Der Krankheitsbeginn erfolgt dann innerhalb weniger Tage.

Grundsätzlich sollte bei Auftreten eines EM immer sofort mit der Therapie begonnen werden. Es wäre unsinnig, Laborergebnisse abzuwarten, die – wie noch beschrieben wird – sowieso sehr unzuverlässig bzw. wenig aussagekräftig sind.

Häufig wird der Kriebelmückenstich mit dem Zeckenstich verwechselt. Kriebelmücken (Simuliidae) lösen mit den in ihrem Speichel enthaltenen proteolytischen Enzymen Gewebe auf, um das verflüssigte Sekret dann aufzusaugen. Ähnlich wie bei Schlangenbissen tritt die Giftwirkung verzögert ein und erreicht ihr Maximum nach etwa zwei Tagen. Die dann entstehende derbe, oft scheibenförmige Rötung kann oberflächlich betrachtet mit einem „Erythema migrans" verwechselt werden. Sie ist aber immer stark überwärmt und deutlich infiltriert.

Differenzialdiagnostisch hilft die „5 Tage Regel": Insektenstichreaktionen klingen bis spätestens zum fünften Tag ab, ein „Erythema migrans" wird nie vor dem fünften Tag nach Stich sichtbar.

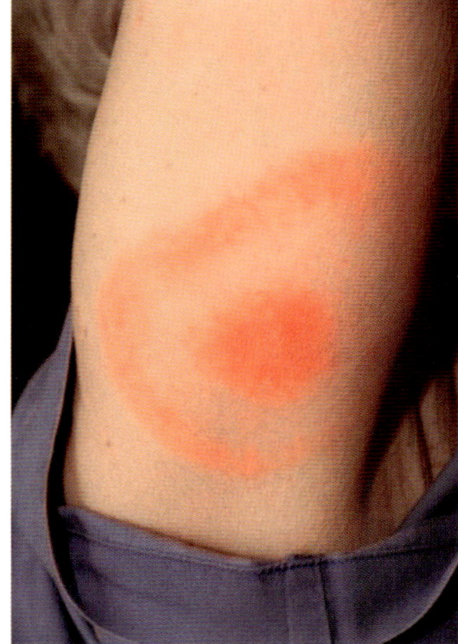

Bild 9: Erythema migrans
Foto: cdc.gov

Symptome Stadium I

- Primärlokalisation: Endothel der peripheren Gefäße, Lymphe
- Grippeähnliche Allgemeinsymptome, wie Schweißausbrüche, Abgeschlagenheit, Bindehautentzündung, Grippegefühl, heftige Kopfschmerzen, cardiovaskuläre Symptome, Diarrhoe, Lymphangitis etc. Die meisten Borrelien-Infektionen heilen in der Frühphase durch die körpereigene Immunabwehr ab. Es bleibt ein Rest von etwa 20% der Infektionen, die sich zu einer möglicherweise gefährlichen Erkrankung weiterentwickeln.

Stadium II: „Der Erreger wird gestreut!"

Von der Zeckenstichstelle können die übertragenen Erreger nach Tagen bis Wochen hämatogen, lymphogen oder durch Verbreitung im Gewebe kontinuierlich in alle Körperbereiche streuen. Da der Erreger eine sehr starke Affinität zu den Gefäßendothelzellen besitzt, verweilt er nur kurze Zeit im Blut und haftet sich rasch an der Gefäßwand an, um sie zu durchdringen und ins Gewebe zu gelangen. Dies ist auch der Grund, warum der Erreger nicht durch Blutkontakt oder Blutkonserven übertragen wird. Außerdem können Borrelien deshalb auch nur im Frühstadium - und das auch nur sehr selten - mikroskopisch im Blut nachgewiesen werden. (s. Diagnoseteil - Dunkelfeldanalyse)

Symptome Stadium II:

Allgemeinsymptome wie beschrieben, zusätzlich Steigerung zu Fieber; Muskel- und Gelenkschmerzen, Gewichtabnahme, Haarausfall, unerträgliche Müdigkeit, Schwindel, Konzentrationsstörungen, extremer Nachtschweiß, schneller, heftiger Pulsschlag, Lymphknotenhypertrophie, Herzrhythmusstörungen, Herzschmerzen, Lichtempfindlichkeit, psychische Veränderungen.

Das Stadium II zeichnet sich durch eine unglaubliche Symptomvielfalt aus. Nach der Erregerlokalisation kommt es zu ersten Organsymptomen, insbesondere betroffen sind Herz (Endo-, Myo-, Perikarditis), Leber, Nieren, Lunge, Muskeln, Milz und andere Organe. Entzündliche Vorgänge an peripheren Nerven (Neuritiden) verursachen pseudoradikuläre Symptome mit oft unerträglichen Schmerzen (Verwechslung mit Discus-Prolaps).

Neuroborreliose

Durch den amerikanischen Arzt R. C. Shoemaker und zwei weitere Forschergruppen wurde nachgewiesen, dass Borrelien, wie einige andere Bakterien auch, „Neurotoxine“ produzieren (Bbtox 1). Sie durchwandern an Fettmoleküle gekoppelt den Körper. Hierdurch schädigen sie nachhaltig Gehirn, Nerven, Muskulatur, Bindegewebe und andere Organe. Die Neurotoxine werden an Fettmoleküle gekoppelt über die Gallenflüssigkeit ausgeschieden und im enterohepatischen Kreislauf ständig rückresorbiert. Somit wird der Körper die Toxine nicht los. Weil die Toxine sich also an Fett binden, sollte man versuchen, die Fette auszuscheiden und zwar mittels eines Lipidsenkers (Colestyramin, Colesthexal, Quantalan o.a.).

Diese Form mit Befall des ZNS ist ein Sonderfall der Borrelioseinfektion (10% der Erkrankten). In der Regel tritt sie in der frühen Phase der Erkrankung auf, in der noch keine Antikörper gebildet werden. Bei der Neuroborreliose kann durch Liquoruntersuchung und einen Vergleich mit den entsprechenden Serumwerten nachgewiesen werden, dass im ZNS selbst eine Antikörperproduktion stattfindet (sog. Autochthone Antikörper).

Während man früher davon ausging, dass bei einer Borrelioseinfektion das ZNS „immer” mit einem entzündlichen Liquorsyndrom beteiligt ist, weiß man heute, dass dies eher eine Ausnahme darstellt.

Die meisten Borrelioseinfektionen sind rein peripherer Natur. Der Befall des Nervensystems äußert sich in einer Vielfalt von Beschwerdebildern, die klinisch häufig nicht von anderen Ursachen unterschieden werden können.

Je nach Lokalisation der Läsion entstehen die entsprechenden neurologischen Defizite, die von der häufigen „Facialisparese” bis zur „Radiculitis” (Entzündung der Rückenmarksnervenwurzeln) und „Querschnittsmyelitis“ (Entzündung des Rückenmarks) schwerste und invalidisierende Erkrankungen hervorrufen können.
Es kann auch eine „direkte” Erregerinvasion mit entzündlichen Reaktionen des Gehirns und der Hirnhäute stattfinden, eine „Enzephalopathie”, infolge disseminierter Demyelinisierung, oder eine „Enzephalomalazie” (z.B. nach Hirninfarkt). Es ist erforderlich, vorab auch andere schwerwiegende Erkrankungen mit ähnlichen Symptomen abzuklären (wie z.B. rheumatoide Arthritis, multiple Sklerose, Morbus Parkinson, Hirntumoren u.a.). Ferner können diese Neurotoxine auf die Hormonaktivität einwirken, indem sie Hormonrezeptoren blockieren. Man nimmt an, je mehr Neurotoxin im Körper vorhanden ist, desto länger besteht eine Lyme-Borreliose.

Latente Neuroborreliose

Es wurde über Patienten berichtet, bei denen Borrelien aus dem Liquor angezüchtet werden konnten, ohne dass entzündliche Veränderungen nachweisbar waren. Durch Fehlen entzündlicher Liquorveränderungen kann somit Neuroborreliose nicht ausgeschlossen werden. Vermutlich benötigt die entzündliche Reaktion einige Zeit, sodass manchmal zwar schon Borrelien den Liquorbereich erreicht haben, aber noch keine Entzündung nachweisbar ist.

Das chronische Stadium III

„Der Erreger setzt sich fest!"

Bei einem Stadium III liegen im Unterschied zum Stadium II definitive chronische Organschäden vor (Arthrosen, Ankylosen, Narben bzw. Nekrosen im Nervengewebe). Gleichzeitig sind meistens auch akute, entzündliche Vorgänge vorhanden und der Erreger kann im lädierten Gewebe gefunden werden.

Während der Generalisierungsphase beginnt das körpereigene Immunsystem, den Erreger zu bekämpfen. Antikörper werden gebildet und auch die zelluläre Immunantwort reduziert die Zahl der Borrelien drastisch. So überleben diese nur an einigen Stellen im Körper, die vom Immunsystem schlecht erreicht werden (z.B. Bindegewebe). Hier überdauern sie in geringer Zahl und können in unregelmäßigen Abständen zum Wiederaufflimmern von Krankheitsymptomen noch nach Jahren führen, woran allerdings auch andere Faktoren beteiligt sind, die noch genau beschrieben werden.

Bevorzugte Organe bei der Streuung im Stadium III sind:

- **Der Bewegunsapparat:** Polyarthritische Symptome, wobei mit 80% vorwiegend die Kniegelenke betroffen sind. Myositiden, Knochen- und Weichteilschmerzen (Fibromyalgien) werden oft begleitet von Polyneuropathtien.
- **Haut:** ACA (Acrodermatitis chronica atrophicans) ist eine Entzündung des subkutanen Bindegewebes, welche schon nach wenigen Wochen zur Hautatrophie mit Untergang der Anhangsgebilde (Haare, Schweiß- und Talgdrüsen) führen kann und der Haut den typischen runzeligen Aspekt verleiht (Zigarettenpapier- oder Bratapfelhaut). Beschrieben erstmals 1902 von den Medizinern Herxheimer und Hartmann.

- **Herz:** Ein Befall des Herzens ist verhältnismäßig selten und tritt wahrscheinlich in unter 5% aller Fälle von Lyme-Borreliose auf, meistens im Rahmen anderer Organmanifestationen. Befallen ist fast ausschließlich das Reizleitungssystem, was zu dementsprechenden Krankheitsbildern führen kann.

Borreliose in der Schwangerschaft

Nachweislich besteht die Möglichkeit einer diplazentaren Übertragung des Erregers auf das noch ungeborene Kind. Primärlokalisationen sind Gehirn, Leber, Herz sowie Bindegewebe. Dabei können luesähnliche Missbildungen induziert werden, z.B. Leber-, Milzvergrößerung, bullöse / ulzeröse Exantheme an Handflächen und Fußsohlen, Anämie, Choryza-syhilitica (eitriger Schnupfen), Innenohr-Schwerhörigkeit, Keratitis, Tonnenzähne.

Bei chronischer Borrelioseinfektion (Stadium III), bei der der Erreger kaum noch im Blut zu finden ist, ist das Infektionsrisiko deutlich geringer. Ob Borreliose in der Frühschwangerschaft Fehlgeburten auslöst, ist unbekannt. In entsprechenden Studien wurden nur lebend geborene Kinder untersucht, nicht aber die abgegangen Fehlgeburten. Allerdings kann eine Reihe von Antibiotika bei der Schwangeren zur Schädigung der Frucht führen, so z.B. die Gabe von Tetracyclin, Doxycyclin, Vibramycin, Supracyclin sowie Makroliden.

Kapitel III

Diagnose: Lyme-Borreliose

Allgemeine Labortests:

Die Diagnose der Lyme-Borreliose ist abgesehen von den typischen Hauterscheinungen (Erythema migrans oder Acrodermatitis chronica atrophicans) schwierig und aufwendig. Hauptgrund: das Fehlen eines Labortests, der uns die Frage des Vorliegens einer Lyme-Borreliose eindeutig mit **ja** oder **nein** beantwortet. Wohl gibt es Routine-Labortests, wie die am meisten durchgeführten ELISA oder Immunfluoreszenztests auf **IgG** und **IgM**.
Der Nachteil ist, dass 10-20% der Bevölkerung einen positiven Testausfall im Blut aufweisen, ohne je eine Lyme-Borreliose durchgemacht zu haben. Ungeklärt weisen viele Patienten mit einer noch aktiven Lyme-Borreliose negative, d.h. normale Testresultate auf. Ursache der Unzuverlässigkeit dieses Testes ist das Bakterium Borrelia burgdorferi selbst. Es hat die Eigenart, wenig immunogen zu sein.

Im Stadium I stimuliert es das Immunsystem nur selten, sodass die Routinetests regelmäßig negativ ausfallen. Erst Wochen bis Monate nach der Dissemination (Ausbreitung der Erreger) beginnen sich überhaupt Antikörper in messbarer Menge zu bilden. Je länger der Kontakt zwischen Erreger und Immunsystem aber anhält, desto ausgeprägter fällt die Immunantwort und damit positiver die Reaktion des Labortests aus, wobei es dann in der Regel den Betroffenen meist schon sehr schlecht geht.

Häufig sind positive Testresultate der Serologie durch unspezifische Kreuzreaktionen mit anderen Antikörpern oder Eiweißen verursacht, die nichts mit einer Lyme-Borreliose zu tun haben, z.B.

- akuter Herpes
- Epstein Barr Virus
- andere Spirochäten (Lues).

Die Immundiagnostik kann somit nichts über die erregerbedingte Erkrankung aussagen, d.h. nichts über den Borrelien-Infekt, sondern gibt die Antwort des individuellen Immunsystems auf spezifische Antigene von Bakterien wieder. Daher hat die Immundiagnostik nur indirekt mit der Erkrankung Borreliose zu tun. Es ist falsch, die Infektionskrankheit Lyme-Borreliose und ihre Therapiebedürftigkeit alleine auf der Basis der Immundiagnostik zu bewerten.

Sensitiver und spezifischer ist das sogenannte **„Western Blot"-Verfahren.** Es handelt sich dabei um ein verfeinertes Verfahren, bei dem nicht die Gesamtheit der Antikörper bestimmt wird, sondern die „einzelnen" Antikörper aufgezeichnet werden, die sich gegen die verschiedenen Oberflächenproteine von Borrelia burgdorferi gebildet haben.

Die immunbiologische Auseinandersetzung zwischen Borrelien und Immunsystem führt zu einer typischen, zeitlich gestaffelten Antikörperkinetik. Zuerst erkennt das Immunsystem Strukturen an der Oberfläche der Borrelien. Dazu gehören das „Flagellin" und die sog. „Outer Surface Proteins" (OSP-A und -B). Diese für den Erreger typischen Oberflächenproteine werden nach ihrer molekularen Größe nach „kDa" (Kilo Dalton) unterschieden.

Die intrazellulär gelegenen antigenen Strukturen werden erst im späteren Krankheitsverlauf vom Immunsystem erkannt.

So können mit dem Western Blot-Test nicht nur eine spezifische Immunantwort, sondern auch ein kurzfristiger von einem langfristigen Erregerkontakt unterschieden werden. Dies ist für die Diagnose hilfreich.

Bis z.B. ein Stadium III entstehen kann, braucht es Monate. Also ist in der Regel mit der Western Blot-Methode ein langfristiger Erregerkontakt nachweisbar.

Suche in Hirn- und Gelenkflüssigkeit

Die Untersuchung des Liquors ist bei der Erkrankung des Nervensystems nützlich (Lumbalpunktion). Dies gilt aber nur für Patienten, die deutliche neurologische Symptome haben, bei denen aber die Diagnose unsicher ist, beispielsweise wenn sie seronegativ sind, oder die nach Therapieende noch an schweren Symptomen leiden.

Ziel dieser Untersuchung ist es, andere Erkrankungen auszuschließen und die Gegenwart von Borrelia burgdorferi-Antigenen oder Nukleinsäuren zu bestätigen. Besonders wichtig ist es, eine Erhöhung des Liquoreiweisses und der mononukleären Zellen festzustellen, da dann eine aggressive Therapie erforderlich wäre.

Gelenkfüssigkeit: Ist im Exsudat einer Polyarthritis der Antikörpertiter gegen Borrelien höher als im Blut, so ist eine „Lyme-Arthritis" bewiesen.

Mikrobiologische Verfahren: Ein positives Ergebnis einer angelegten Kultur ist in der Regel absolut genau. Die Anzucht von Borrelien aus Gewebeproben ist prinzipiell möglich (Speziallabors).

Die Anzucht aus Hautbiopsien aus dem Bereich eines Erythema migrans oder einer ACA (Acrodermatitis chronica athropicans) gelingt oft, aus Liquor selten, aus Gelenkpunktaten nie.

PCR (Polymerase - Kettenreaktion)

z.B. Charité in Berlin, oder Medizinaluntersuchungsamt, Stuttgart

Einzelne Genomteile des Erregers können hiermit direkt nachgewiesen werden (nicht Antikörper!). Diese Methode ist zu einem hochspezifischen, sensitiven und verlässlichen Test ausgearbeitet worden.
Die Anwendung dieses Verfahrens hat sich v.a. zur Untersuchung des Liquors bei bestimmten Formen der Neuroborreliose und bei Gelenkergüssen bewährt. Zu unzuverlässig ist die PCR, wenn sie im Blut oder Urin durchgeführt wird. Sie kann auch die Zuordnung von „Borrelia strictu" sowie „Borrelia garnii" zulassen.

Zusammenfassung:

Mit dem ELISA-Immunfluoreszenz- und dem Western Blot-Test kann lediglich ein Erregerkontakt nachgewiesen werden. Ob der Erregerkontakt abgeschlossen ist und nur noch ein sog. anamnestischer Titer besteht (Seronarbe) und ob die bestehenden Beschwerden überhaupt etwas mit dem positiven Testausfall zu tun haben, kann dabei nicht entschieden werden. Die Diagnose einer Lyme-Borreliose ist dabei in jedem Fall klinisch zu stellen (Anamnese und Symptome), wobei die Labortests außer PCR lediglich ein Mosaikstein sind.

LTT-Test = Lymphozytentransformationstest

Mit dem LTT = Lymphozytentransformationstest auf Borrelien werden nicht nur die Antikörpertiter, beziehungsweise deren Vorhandensein bestimmt, sondern man macht sich die Reaktion des Immunsystems auf Borrelien-Antigene zu Nutze, um diese oder ihre Bestandteile nachzuweisen.
Für das Testverfahren wird die Fraktion der T-Lymphozyten isoliert, die dann mit spezifischen Borrelien-Antigenen geimpft wird. Wenn die Zellen Rezeptoren für gewisse Borrelien-Antigene aufweisen, wirken die Antigene wachstumsfördernd. Bei der Vermehrung wird markiertes Thymidin in die DNA eingebaut, deren Aktivität nach einer definierten Zeit im Zell-Counter gemessen werden kann.

In der Regel werden für den Test hochgereinigte Borrelien-Antigene verwendet. Ob damit alle Borrelien-Stämme erfasst werden, ist bisher ungeklärt. Die Ergebnisse können also unter Umständen falsch negativ ausfallen. Meiner Meinung nach leistet der LTT-Test nicht mehr als die Serologie, er ist störanfällig und nicht standardisiert! Bei begründetem Verdacht auf eine seronegative Lyme-Borreliose (z.B. typische Klinik, Immunsupression) kann ein LTT hilfreich sein. Ein positiver LTT ist kein Beweis für eine aktive Erkrankung! Insbesondere wird zur Bestätigung des klinischen Verdachts einer Neuroborreliose dieses Testverfahren nicht empfohlen. Noch ist ungeklärt, weshalb der Test, je nach Durchführungsmodalitäten, sehr unterschiedliche Einflüsse auf das Wachstum der Zellen hat. Daher sollte man bei Verlaufskontrollen immer dasselbe Labor nutzen und vor allem auf die wenigen Labore zurückgreifen, die hier wirklich Erfahrung mit hohen Patientenzahlen gesammelt haben.

V.C.S.-Test = Visual Contrast Sensivity Test

Bei dem sogenannten V.C.S.-Test, oder auch als Graustufentest bezeichnet, handelt es sich nicht um einen Labortest, bei dem die Borrelien als solche nachgewiesen werden können. Vielmehr ist der V.C.S.-Test ein „Sehtest", der seit langem in den USA eingesetzt wird, um Toxin-Belastungen zu erkennen und Verlaufskontrollen bei der Elimination der Toxine zu machen. Im V.C.S.-Test soll durch die Messung des Erkennens von Grautönen indirekt ein lipophiles (an Fett gebundenes) Neurotoxin von Borrelien („Bbtox 1„) nachgewiesen werden. Obwohl der Patient oft zunächst noch gar nicht gemerkt hat, dass eine durch Borrelien-Neurotoxine bedingte Sehnervenschädigung vorliegt (untergräbt die Sehfähigkeit für Grautöne), kann durch den empfindlichen V.C.S-Test gezeigt werden, ob das Kontrastsehen eingeschränkt ist – eine bei chronischen Verlaufsformen häufige Begleiterscheinung. Die Praxis hat gezeigt, dass die Korrelation zwischen therapeutischem Erfolg (oder Misserfolg) und klinischem Beschwerdebild hier durch einen leicht anzuwendenden und nicht invasiven Test einfach festzustellen ist und dies dem Patienten, aber auch dem Therapeuten, viel an Unsicherheiten hinsichtlich der Vorgehensweise bei der Behandlung nimmt. Der V.C.S.-Test schließt zwar nicht die diagnostische Lücke, gibt aber ein einfaches und wirkungsvolles ergänzendes Instrument zur Verifizierung von Maßnahmen.

Kapitel IV

Formen und Gestalten

Die Borrelie ist das Bakterium des 21. Jahrhunderts oder das Chamäleon unter den Bakterien, denn sie narrt jeden, der mit ihr zu tun hat. Je nach den Bedingungen ihrer Umwelt können Borrelien verschiedene Formen und Gestalten annehmen.

1. Mobil forms:

Es handelt sich dabei um die normalen geschraubten Riesenbakterien (Spirochäten), die durch die infizierte Zecke übertragen werden können.

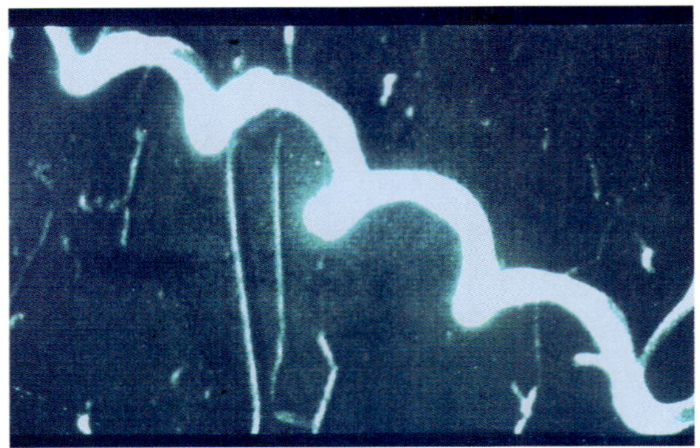

Bild 10: Mikroskopische Aufnahme des Bakteriums Borrelia burgdorferi (mobil forms). Die sehr langgestreckte Zelle ist korkenzieherartig gewunden und von einer äußeren Scheide umschlossen, in die sog. Axialfibrillen eingebettet sind.

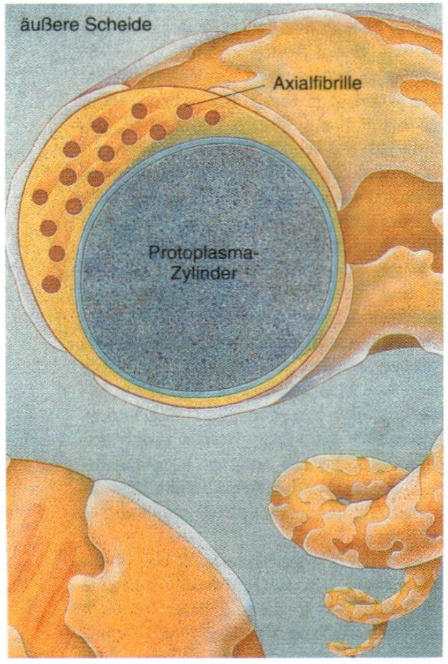

Bild 11: Schematischer Querschnitt der Spirochäte „Borrelia burgdorferi"

2. Die intrazellulären Formen:

Borrelien docken an Zellen an, bohren mit Hilfe von Enzymen (proteolytisch) ein Loch in deren Zellwand, töten den Kern ab und benutzen die Zellhülle als Maske.

So kann der Erreger, z.B. in Makrophagen, Lymphozyten, Endothelzellen, Neuronen und Fibroblasten, intrazellulär überleben. Er versteckt sich sozusagen in intrazellulären Nischen und entzieht sich dadurch in hohem Maße antibiotischen Angriffen.

3. Cystic forms:

Die norwegischen Mikrobiologen Oystein Brorson und Sverre-Henning Brorson haben eine aufsehenerregende Forschungsarbeit über sog. „cystic forms" von Borrelien abgeliefert (Infection 26, 1998. In vitro Conversation of Borrelia burgdorferi to Cystic Forms in Spinal Fluid and Transformation to Mobile Spirochetes by Inkubation in BSK-H Medium).

Danach, eindrucksvoll und beweisend fotografisch dokumentiert, umhüllen sich Borrelien mit einer Zellmembran bzw. einem Mantel aus Eiweissmolekülen (Coating!). Dazu sezernieren sie ein Glycoprotein. Da dieses Glycoprotein die IgM-Antikörper des Wirtes bindet, könnten Borrelia burgdorferi-Antigene sowohl von den Wirtsproteinen als auch von Zellmembranen verdeckt werden. Aufgrund dieser Umhüllung wird das Erkennen durch das Immunsystem beeinträchtigt.

Dadurch wäre erstens die Eliminierung der Spirochäten behindert, zweitens ließe sich so eine Seronegativität erklären. Dieser Vorgang ist von anderen Bakterien ebenfalls bekannt (z.B. Mycobacterium tuberculosis).

In über dreißig Jahren Praxistätigkeit gelangen mir außergewöhnliche dunkelfeldmikroskopische Darstellungen aus Kapillarblutausstrichen, die auffällige Gemeinsamkeiten mit dem Coating anderer Bakterien aufweisen. Die Blutentnahme erfolgte direkt aus einem bestehenden Erythema migrans, was das sichere Zeichen einer Borrelien-Infektion ist. Es zeigte sich, dass im Coating nicht nur die einzelne Borrelie eingeschlossen ist, sondern „Massen" davon, ähnlich wie z.B. beim Mycobacterium tuberculosis.

Ändert sich das Milieu oder / und die Abwehrsituation des Wirtes, erfolgt die von Prof. Enderlein so bezeichnete und beschriebene „Mochlolyse". Es soll jedoch ganz klar herausgestellt werden, dass dieser Vorgang keine Behauptung darstellt, sondern für weitere Forschungen hinweisgebend sein soll.

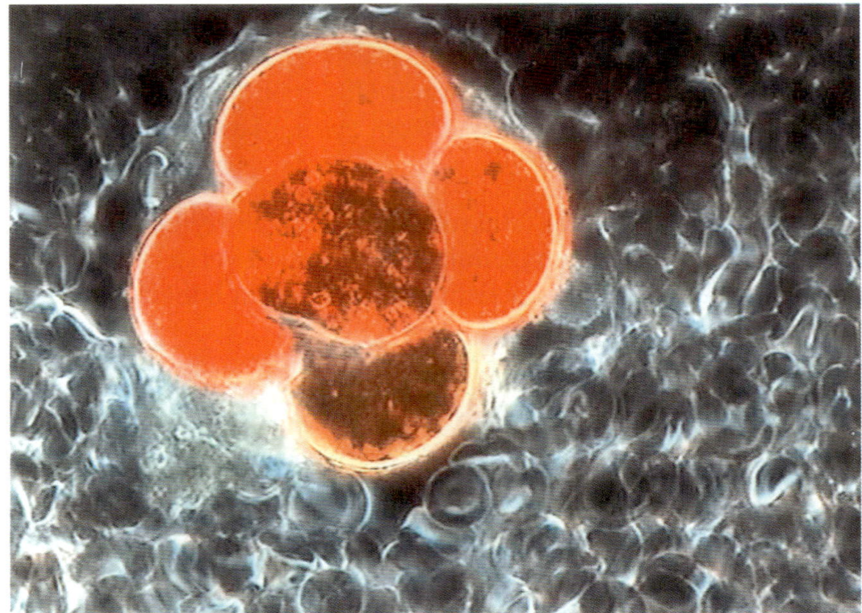

Bild 12: Außergewöhnliche dunkelfeldmikroskopische Darstellung eines Blutbildes von Borrelien mit Coating. Kapillarausstrich direkt aus Erythema migrans eines 62jährigen Patienten mit Lyme-Borreliose, Stadium I.
Vergrößerung: 1:1200 Foto: Peter Linhart

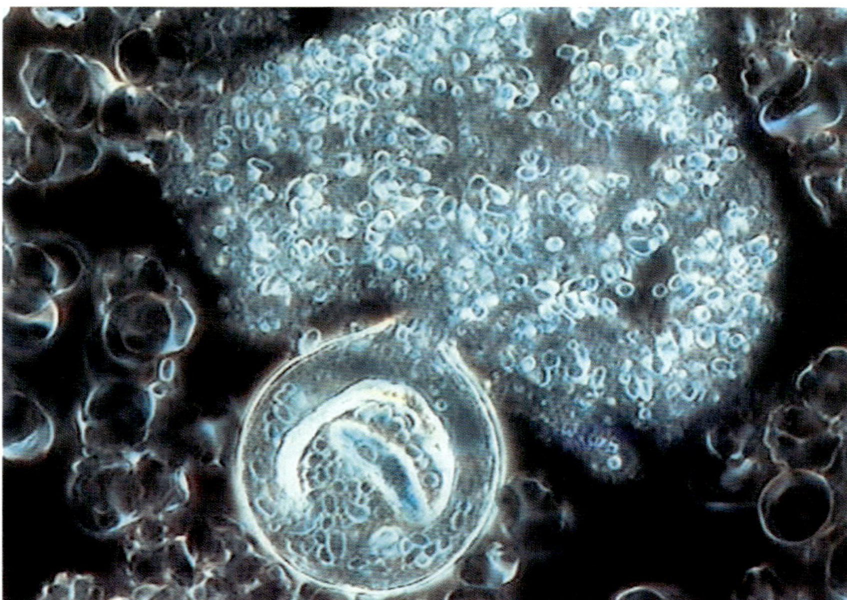

Bild 13: Patientin mit diagnostizierter Tuberkulose: Tbc-Stäbchen mit Coating. Nach Mochlolyse durch proteolytische Therapie hämatogene Verstreuung durch Aufplatzen der Ummantelung.
Vergrößerung: 1:1200 Foto: Peter Linhart

In der Zellwand von Borrelien befinden sich ca. 120 Plasmiden, kleine ringförmige Gebilde, die eigene Gene besitzen und die Fähigkeit haben, den Bakterien Information über die Immunabwehrlage verschiedener Wirte zukommen zu lassen. Sie sind in hohem Maße für die Antibiotikaresistenz verantwortlich.

Eine derart hohe Anzahl von Plasmiden findet sich in keinem anderen Bakterium. Die Borrelien haben drei Hüllen, wobei die äußere Zellwand aus bakteriellen Lipoproteinen (BLP) besteht. Dieser Schleimmantel schützt sie vor T-Zellen des Immunsystems.

Der Mantel wirkt wie eine Tarnkappe. Antikörper, NK-Zellen und Fresszellen können sie daher nicht als fremd erkennen. Bei gewöhnlichen gramnegativen Bakterien sind diese Oberflächenproteine in letztlich drei Genen verschlüsselt. Bei Borrelien aber sind 150! Gene beteiligt. Sie bewirken Anpassungen an Umweltfaktoren wie Temperaturunterschiede sowie pH-Wert-Schwankungen des innerkörperlichen Milieus.

Die „cystic-forms" erklären noch weitere Phänomene der Borreliose: das schubweise Auftreten von Beschwerden, was möglicherweise durch die periodische Umwandlung der verkapselten in mobile Formen verursacht wird, ebenso die latente Art der chronischen Borreliose, sekundäre Latenzzeiten (zeitweiliges Schlafen) der Erkrankung, Ausbrechen bei anderweitig verursachter Immunschwäche und Anderes. Es erklärt auch die vielen Therapieversager! „Cystic forms" können nämlich von Antibotika, welche nicht die Schutzhülle durchdringen, nicht zerstört werden. Diese Antibiotika sind hier völlig wirkungslos. – Dazu zählen auch die Betalaktamase-Antibiotika. Diese können nur im Moment der Zellteilung der Borrelien „mobil forms" vernichtend eingreifen. Zu dieser Art Antibiotika gehören die bekannten Medikamente Rocephin und Claforan.

4. L-Formen (Spheroplasten)

Indem Borrelien ihre Zellwand abwerfen, wozu auch andere Bakterien in der Lage sind, entstehen sog. „Cell Wall Deficient Forms", (CWDs, zellwandfreie Formen). Von Prof. Enderlein wurden sie als „Mychite" mit einem wandständigen Kern (Mych) ausführlich beschrieben. (siehe: „Die unsichtbare Macht des Endobionten" von Peter Linhart, Semmelweis-Verlag).

In dieser Kugelform (L-Form) entziehen sich CWDs auf Grund ihrer fehlenden Zellwand dem Immunsystem weitgehend und agieren nunmehr als Haptene.
Sie kopieren Teile ihrer Gene, bauen diese dann in ihre Zellwand ein, zwicken diesen Zellwandteil ab und schicken die Splitter, „blebs" genannt, im

Wirtsorganismus auf Reisen. Diese „blebs“ haben eine sehr variable Form und Größe. Sie wurden auch für andere pathogene Bakterienarten nachgewiesen. (siehe „Prof. Enderleins Forschung aus heutiger Sicht“, Dr. Dr. Peter Schneider, Sanum-Post Nr. 56, 2001).

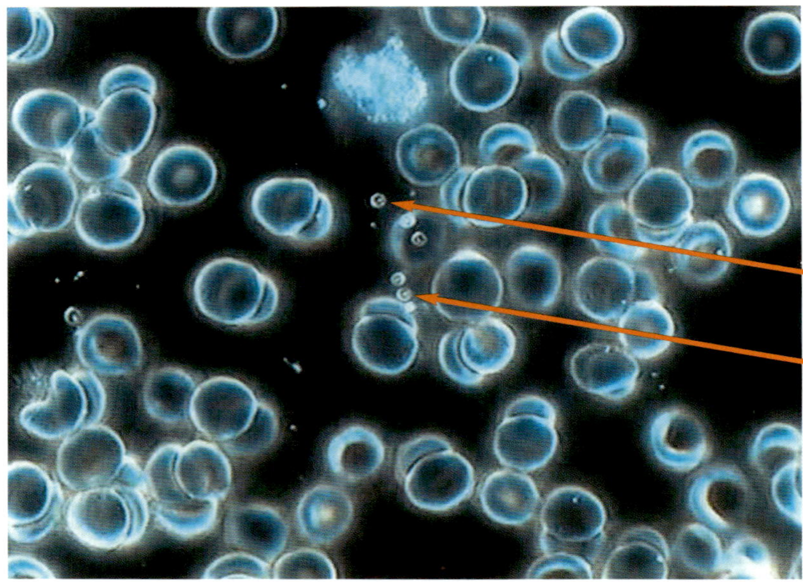

Bild 14: Zwischen den Erythrozyten „Mychite" mit typischem wandständigem Kern (Mych)
Vergrößerung: 1:1200 Foto: Peter Linhart

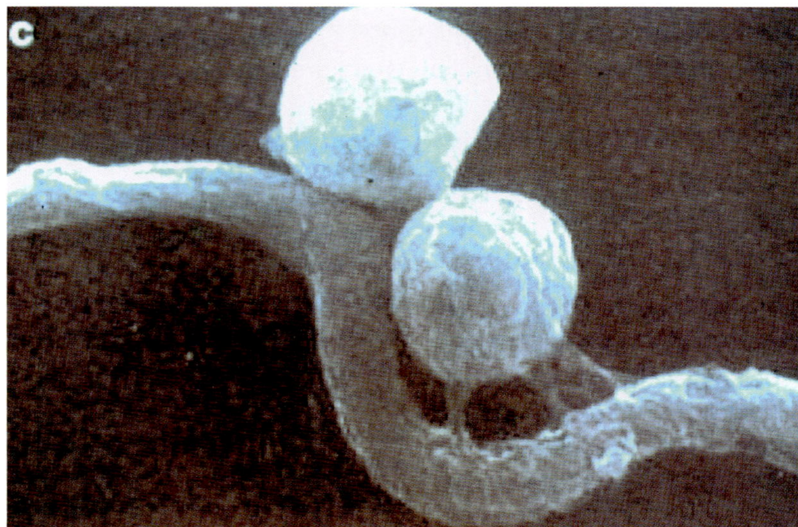

Bild 15: Spirochäte mit „Bleb“ (Mychit) im rasterelektronenmikroskopischen Bild

Die Eradierung dieser Formen, wie auch der intrazellulären Borrelien, ist sehr schwierig und ein Hauptgrund von Rezidiven und unzufrieden stellenden Therapieergebnissen. Das sollte unbedingt Beachtung finden.

Ein Therapieerfolg mit Beta-Lactamase-Antibiotika (Rocephin, Claforan) ist praktisch unmöglich. Selbst eine Kombinationstherapie mit Doxycyclin oder Makroliden ist absolut unbefriedigend. Erst wenn es gelingt, „alle" Borrelien-Formen therapeutisch zu beseitigen, darf von „Heilung" gesprochen werden.

Vor dem Thema Therapieverfahren bei Lyme-Borreliose sollten unbedingt dunkelfeldmikroskopische Untersuchungen des Blutes Beachtung finden.

Kapitel V

Direktnachweis der Borrelien durch dunkelfeldmikroskopische Untersuchung des Blutes

Allen Sanum Enderlein-Therapeuten, die zu diagnostischen Zwecken Dunkelfeldmikroskopie anwenden, dürfte nun förmlich die Frage unter den Nägeln brennen: Wie stellen sich dunkelfeldmikroskopische Blutbilder dar bei Patienten, die von Borreliose betroffenen sind?

Vorweg kann festgestellt werden, dass Borrelien als „mobil-forms", also als Spirochäten, in ihrer charakteristisch geschraubten Form, insbesondere im Frühstadium der Erkrankung, in Einzelfällen dunkelfeldmikroskopisch inspiziert werden können. Am besten gelingt dies bei direkter Kapillarblutabnahme aus einem Erythema migrans. Venöses Blut sollte vor der Analyse ganz kurz und leicht zentrifugiert werden.

Da der Erreger eine sehr starke Affinität zu den Gefäßendothelzellen besitzt, verweilt er nur kurze Zeit im Blut und haftet sich rasch an der Gefäßwand an, um sie zu durchdringen und ins Gewebe zu gelangen. Daher wird in der Routinediagnostik auf Blutdunkelfeldanalyse verzichtet. Sowohl die L-Formen (CWD), wie auch „cystic-forms" dagegen können in allen Stadien einer Lyme-Borreliose nachgewiesen werden, was jedoch nur ausnahmsweise gelingt.

Nach einer mochlolytischen Entriegelung bzw. Proteolyse des Coatings können nach Demaskierung auch in späteren Erkrankungsstadien Borrelien wieder als „mobil-forms" durch Dunkelfeldmikroskopie kurzeitig im Blut nachgewiesen und therapeutisch bekämpft werden.

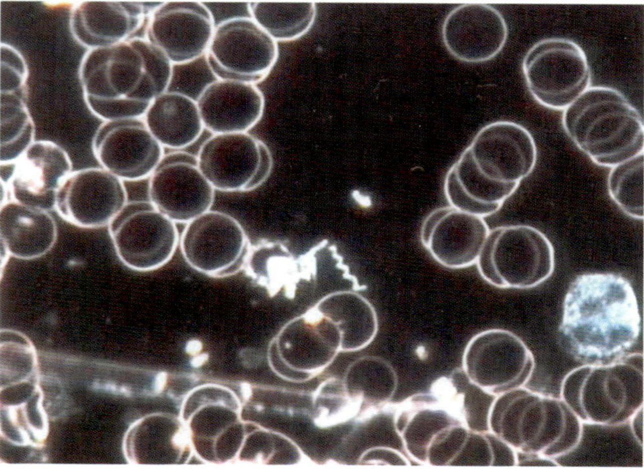

Bild 16: Borrelia burgdorferi als Spirochäte bei einer Lyme-Borreliose – Stadium I, in dem noch keine Antikörper vorhanden sind.
Dunkelfeld 1 : 1200
Foto: Peter Linhart

Diese Vorgänge zeigen, wie wichtig und absolut unerlässlich neben gezielter antibiotischer auch weiterreichende Therapien (z.B. Proteolyse) sind und wie unsinnig eine „alleinige Antibiotikabehandlung" vor allem im Spätstadium ist.

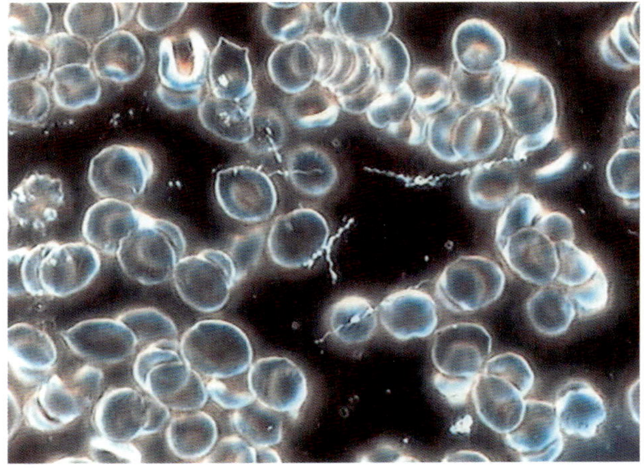

Bild 17: Borrelia burgdorferi in Massen, lehrbuchmäßige, schraubenförmig gewundene Form von Borrelien, wie man sie selten sehen wird. Borreliose-Stadium I, Kapillarblutabnahme aus Erythema migrans. Dunkelfeld 1:1200

Foto: Peter Linhart

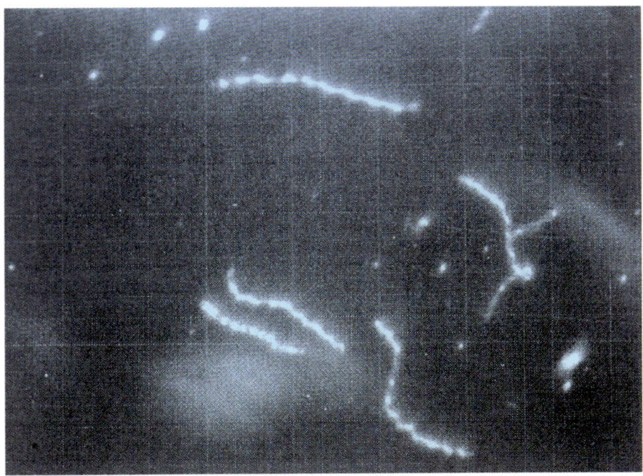

Bild 18

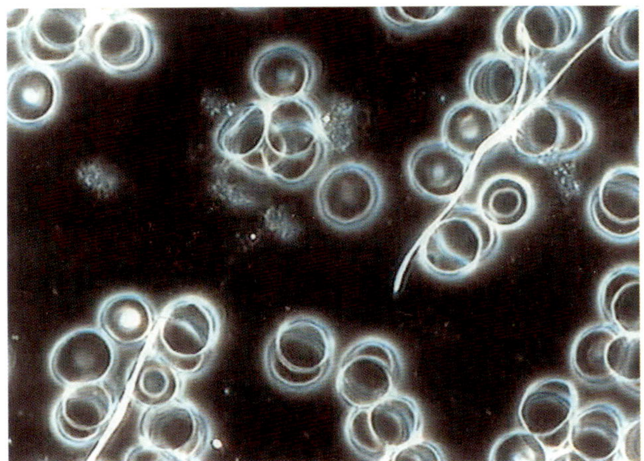

Bild 19

Bild 18 und 19: Borrelia burgdorferi, 1200 fache Originalvergrößerung, Dunkelfeld, lange gestreckte Spirochäten.

Im Vergleich zu Abb. 16 und 17 sind die typischen Windungen nur noch angedeutet zu sehen.

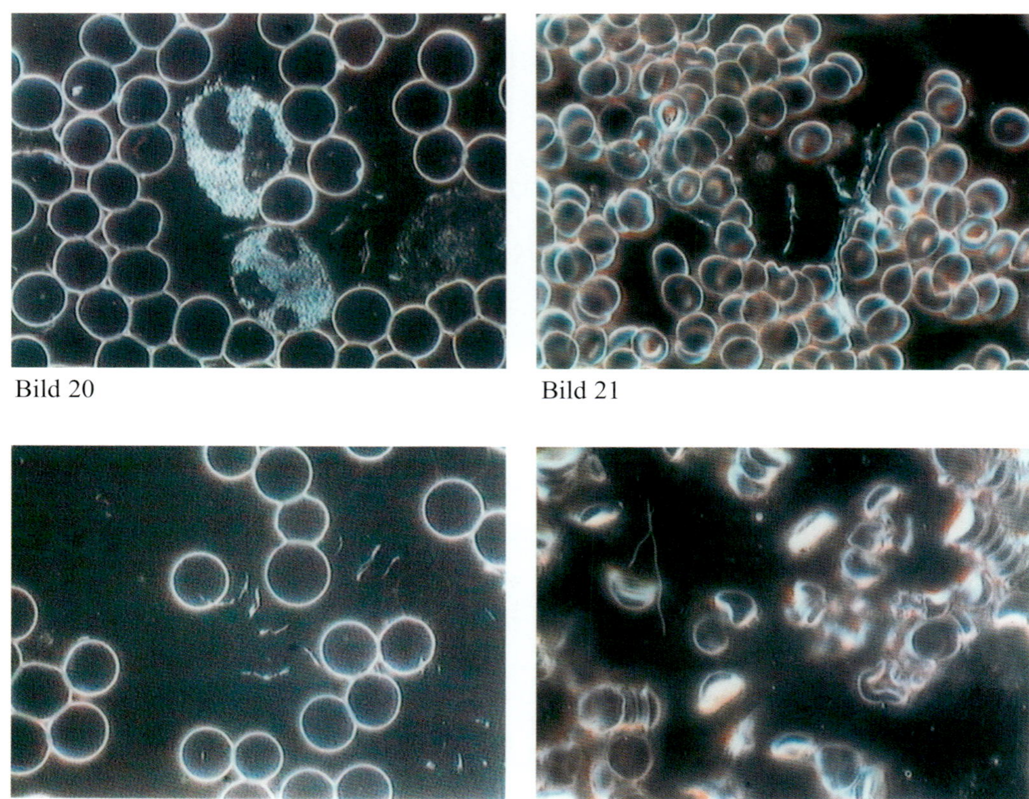

Bild 20

Bild 21

Bild 22

Bild 23

Bild 20-23:

Dunkelfeldmikroskopische Darstellungen von Borrelien („mobil forms"), nach sofortiger Kapillarblutanalyse. Bei den betroffenen Patienten handelte es sich um eine Frühborreliose (Stadium I bzw. Übergang Stadium II). Durch die „frühzeitige" Erkennung konnte durch geeignete multiple Therapiekonzepte nachweislich vollkommene Ausheilung erzielt werden.

Vergrößerung 1:1200

Fotos: Peter Linhart

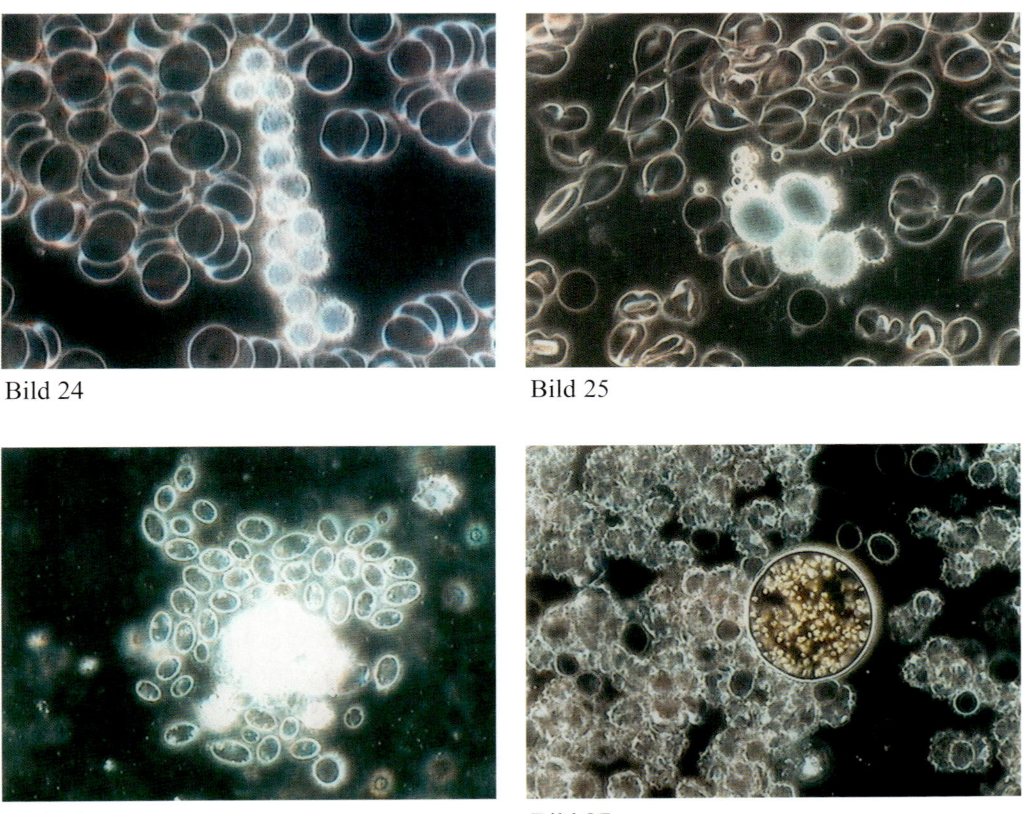

Bild 24

Bild 25

Bild 26

Bild 27

Bild 24-27:

Mit hoher Wahrscheinlichkeit handelt es sich bei diesen Darstellungen um sogenannte „cystic forms“ von Borrelien. Ähnliche Dunkelfeldbilder konnte ich sehr häufig bei zahlreichen Patienten mit Spätborreliose dokumentieren. Der wissenschaftliche Beweis dafür müsste jedoch noch erbracht werden. Nach proteolytischer Therapie, verbunden mit meist dadurch entstandenen „Jarisch-Herxheimer-Reaktion“, konnte bei über 90% aller Fälle „Heilung“ (nicht nur Symptomverbesserung!) erzielt werden. Bei den benannten Fällen handelte es sich um keine Neuroborreliosen (Neurotoxin „Bbtox 1“). Bei der Abbildung 25 sind neben „cystic forms“ von Borrelien zahlreiche Mychite mit wandständigem Kern (Mych) zu sehen (siehe Thema („blebs“).

Vergrößerung 1:1200

Fotos: Peter Linhart

Kapitel VI

Co-Infektionen

Eine große Anzahl von Studien sowie klinische Erfahrungen zeigen, dass bei Patienten mit Lyme-Borreliose fast immer Co-Infektionen mit verschiedenen von Zecken übertragenen Krankheitserregern vorliegen.
Nachweislich sind viele Borreliose-Patienten auch mit Babesien, Ehrlichien, Mycoplasmen, Bartonellen, Viren und Mycosen infiziert. Durch Studien ist belegt, dass eine Co-Infektion mit schweren klinischen Krankheitsbildern einhergeht. Organe sind stärker in Mitleidenschaft gezogen und die Krankheitserreger schwieriger zu bekämpfen. Bekannt ist, dass Babesien-Infektionen ebenso wie die Lyme-Borreliose das Immunsystem unterdrücken. Das klinische Beschwerdebild ist anders, als wenn jede Infektion einzeln vorhanden ist und die Krankheitszeichen atypisch.

Standardisierte diagnostische Teste sind möglicherweise weniger verlässlich. Die wichtigste Erkenntnis jedoch ist, dass es tatsächlich chronisch-persistierende Formen bei jeder dieser Infektionen gibt. Ich bin überzeugt, dass man im Laufe der Zeit weitere Krankheitserreger finden wird.

Die echte, klinische Lyme-Krankheit, wie wir sie kennen, stellt insbesondere in den späten Stadien und bei schweren Verläufen vermutlich eine gemischte Infektion dar. Der Leser möge daraus selbst die Schlussfolgerungen ziehen, ob und wie dies die Diskrepanz zwischen den Ergebnissen von Laboruntersuchungen reiner Borrelien-Infektionen und dem, was Ärzte und Heilpraktiker bei ihren Patienten seit Jahren in der Praxis beobachten, zu erklären vermag.

Die Untersuchung eines Patienten mit Lyme Borreliose sollte mit einem Test auf alle derzeit bekannten durch Zecken übertragenen Krankheitserreger beginnen.

Serologische Untersuchungen auf Borrelien, Babesien, Bartonellen und Ehrlichien sollten, wo angemessen, mit hochspezifischem „B. burgdorferi-Antigen Test“ kombiniert werden. Antigen Tests (Antigen-Capture-Test und Polimerase-Kettenreaktion) sind besonders bei Seronegativität, Behandlungsversagen und Rezidiven angezeigt. Leider können in Zecken neben „Babesia microti“ über ein Dutzend andere Einzeller vorkommen. Es gibt jedoch im Handel momentan nur Tests für „Babesia microti“ und den Stamm „WA-1“, sodass genau wie bei Borrelien die klinische Beurteilung als primäres diagnostisches Mittel gelten muss. Bei der Ehrlichiose sollte sowohl auf die Humane Granulozytäre-Anaplasmose (HGA) wie auf die Humane Monozytäre-Ehrlichiose (HME) hin untersucht werden. Eine Reihe noch nicht typisierter ehrlichia-ähnlicher Organismen sind in Zecken nachweisbar und können mit den gegenwärtig verfügbaren Analysemethoden nicht bestimmt werden. Daher ist auch bei dieser Erkrankung die serologische Untersuchung nur als zusätzliches diagnostisches Mittel anzusehen.

Babesien sind Parasiten. Liegt eine Co-Infektion mit diesen Erregern vor, sollte meiner Meinung nach diese zuerst behandelt werden, um die Therapie der anderen Infektionen effektiver gestalten zu können. Genauso verhält es sich bei bestehenden Candida-Mycosen, die meist als sog. Trittbrettfahrer nachgewiesen werden können. Diese sind in der Regel einfach zu behandeln durch langbewährte Sanum-Medikamente wie: Exmykehl®, Pefrakehl® und Albicansan® und sollten ebenfalls vor der eigentlichen Borreliose Therapie beseitigt werden.

Kapitel VII

Allgemeine therapeutische Richtlinien

Einsatz von Antibiotika:

Jede Therapie muss auf den einzelnen Patienten abgestimmt werden. Der Zeitfaktor spielt eine entscheidende Rolle. Sind Borrelien in den Blutkreislauf gelangt, verteilen sie sich rasch über den gesamten Körper. Im ZNS findet man sie beispielsweise schon nach 12 Stunden. Daher muss schulmedizinisch bereits im Frühstadium der Infektion ein Antibiotikum hochdosiert gegeben werden.

Im Frühstadium haften Borrelien noch am Endothel, somit gibt es noch keine Durchblutungsprobleme durch vasculitische Prozesse, die die Penetration des erforderlichen Antibiotikums behindern würden. Je länger es anfangs dauert, bis eine Borreliose ausreichend therapiert wird, desto länger und aggressiver muss nachgewiesenermaßen anschließend behandelt werden.

In der Naturheilkunde gilt das gleiche Prinzip, man muss möglichst rasch mit den Isopathika therapieren, z.B. mit Notakehl® und Quentakehl® die Einstichstelle umspritzen (quaddeln), bei gleichzeitiger oraler Gabe der genannten Medikamente.

Ein Krankheitsstadium II sollte schulmedizinisch grundsätzlich zunächst mit einer antibiotischen Infusionstherapie, je nach Manifestation, von 2 bis 4 Wochen Dauer behandelt werden. Es zeigt sich, dass in schweren Fällen hohe Dosierungen erfolgreicher sind. Allerdings sind die notwendigen Dosierungen nicht immer gut verträglich.
Ferner ist zu berücksichtigen, dass diese Erreger nur in der Teilungsphase empfindlich für ein Antibiotikum sind. Ein einfaches Bakterium teilt sich mehrfach pro Stunde. Borrelien nur <u>einmal</u> in 12-48 Stunden. Ruhende Keime („Persister") können evtl. die Therapie überdauern.
Deshalb dürfte eher eine <u>Wiederholung</u> der Therapie, als eine <u>Verlängerung</u> erfolgversprechend sein.

Grundsätzlich sind nach In-vitro-Untersuchungen folgende Antibiotika am wirksamsten: Tetracycline; Doxycycline; Erythomycin, Amoxicillin; Cefataxim, Cefatriaxon u.a.

Bei der Therapieplanung ist immer zu berücksichtigen, dass eine Infektion therapiert werden muss, die ähnlich der Lues den ganzen Körper ergreift mit entsprechenden Spätfolgen. Das Verschwinden einer Hautläsion beweist keinesfalls die Heilung der Krankheit.

Viele Therapieversager dürften lediglich auf erhebliche antibiotische Unterdosierungen zurückzuführen sein. Es ist mit Sicherheit sinnlos, wie bisher geglaubt und praktiziert, eine Lyme-Arthritis mit 100 mg Doxicyclin oral täglich therapieren zu wollen. Damit werden u.a. Keime in schlecht zugänglichen Geweben nicht erreicht. Durch bestimmte Fähigkeiten können sich Borrelien sowohl jeglicher Antibiotikatherapie wie auch dem Immunsystem entziehen. Sie nisten sich ein in verschiedenen menschlichen Geweben, insbesondere im Bindegewebe und Gefäßendothel, in Herz, Muskeln, Milz, Augen, Gehirn, Rückenmark, Lymphgefäßwänden und Lymphknoten.

Die Therapie wird je nach Krankheitsstadium, Vorbehandlung, Konstitution und körperlicher Verfassung des Patienten individuell angepasst. Wie bereits beschrieben, sollte eine Borreliose zunächst möglichst „frühzeitig“ und ausreichend, vor allem im Stadium I schulmedizinisch mit Antibiotika behandelt werden. Es gilt insbesondere, die freien Erreger (mobil forms) unschädlich zu machen, da spätere Stadien schwieriger oder gar nicht mehr darauf ansprechen. Was jedoch eine ausreichende Behandlung ist, darüber gibt es viele unterschiedliche medizinische Meinungen. Diese beziehen sich vorwiegend auf die Art des Antibiotikums, die Dosis, die Dauer der Behandlung und evtl. notwendige Therapiewiederholungen. Wie bereits beschrieben, ist ein Hauptproblem dieser Therapie, dass Borrelien sich in schlecht durchbluteten Körperregionen einnisten und dort vom Antibiotikum schwer erreicht werden können. Das erlaubt „Persistern“ zu überleben, um später wieder aktiv werden zu können. Sie verwandeln sich in zystitische Formen („cystic forms“) und Mychite („blebs“), bei denen Antibiotika wirkungslos sind. So sollte das eingesetzte Antibiotikum vom Arzt nach Krankheitsstadium, Symptomen, Wirkung, Alter, Körpergewicht, erreichbarem Blutspiegel und Verträglichkeit (Magen, Darm, Leber, Niere) bestimmt werden. Wir haben es bei Borrelien nicht mit stupiden Einzellern zu tun, sondern mit hoch entwickelten, untereinander in differenzierter Weise in Kommunikation stehenden Lebewesen, die alle bisherigen Erdzeitalter überlebt haben. So sollten endlich auch ergänzende und andere Therapieverfahren akzeptiert werden, nicht nur der reine „Ausrottungsgedanke“ durch Antibiotika. Jedoch sind die Folgen einer unbehandelten und chronisch persistierenden Infektion mit Borrelien weitaus schwerer, als die möglichen Folgen einer antibiotischen Therapie. Man sollte allerdings sehr wachsam sein für behandlungsbedingte Probleme, wie etwa durch Antibiotika induzierte Colitis oder Candida-Überwucherungen (z.B. Candida albicans oder Candida parapsilosis u.ä.).

Ein weiteres Problem der Antibiotikatherapie ist die kristalloide Umwandlung von Mikroben in eine Überlebensform, die von Prof. Enderlein als „sporoide Symprotite“ erkannt und benannt wurde und unbedingt therapeutische

Beachtung finden muss (siehe „Die unsichtbare Macht des Endobionten“ von HP Peter Linhart, S. 43-45, Semmelweis Verlag).

Es sollte auch nicht die bedrohliche schnelle Ausbreitung von Antibiotka-Resistenzen unterschätzt werden. Die wichtigste Waffe gegen bakterielle Infektionen wird zunehmend stumpf. Trotz intensiver Suche nach neuen Antibiotika sowie nach Hemmstoffen für jene Enzyme, mit denen Bakterien sich gegen die biochemische Keule schützen, scheint der Mensch den Wettlauf mit den Mikroben zu verlieren, wenn unsere Gesellschaft nicht lernt, endlich verantwortlich mit dem Arsenal der antimikrobiellen Wirkstoffe umzugehen. Jede überflüssige oder nicht zu Ende geführte Anwendung kann den Gen-Pol mit Antibiotika-Resistenzen in der Natur vergrößern. Damit aber erhöht sich die Wahrscheinlichkeit, dass längst vergessene Seuchen zurückkehren und die Mikroben ihrerseits wieder erfolgreich Jagd auf den Menschen machen. Diese Ausführungen zeigen die Schwierigkeiten für die Therapie einer Borreliose auf und machen die Bedeutung vorbereitender und begleitender Maßnahmen wie einer Milieusanierung, einer von Prof. Enderlein so benannten „Mochlolyse“ von kristalloiden Umwandlungsformen der Erreger sowie Proteolyse von Keimummantelungen deutlich.

Bei diesem „multifaktoriellen“ Therapiekonzept darf natürlich die isopathische Zurückentwicklung von „blebs“ (lt. Enderlein: Mychite) nicht fehlen. Insbesondere mit der Sanum-Therapie ist eine Behandlung sowohl der Frühformen als auch der Spätschäden möglich, wobei immer wieder betont werden muss, dass es sich um eine den ganzen Körper erfassende Krankheit handelt. Dementsprechend sind u.a. die Ernährung, die energetische Versorgung, die psychische Belastung und die Symptomatik gezielt zu beachten. Die Therapie muss über einen längeren Zeitraum durchgeführt werden, weil die einzelnen Formen des Erregers erst nach und nach für das Immunsystem erkennbar werden. Das richtet sich danach, wie sich die seelischen und körperlichen Bedingungen im Patienten ändern und die Kraft des Immunsystems zunimmt.

Isopathie und sinnvolle therapeutische Behandlung mit den Sanum Medikamenten bei Lyme Borreliose

Es sollten insbesondere zwei Therapiesäulen (neben anderen!) Beachtung finden.

1. **Die isopathische Sanum Therapie nach Prof Enderlein**
2. **Gezielte proteolytische Enzymtherapie**

Isopathie:

Der Begriff Isopathie setzt sich zusammen aus „pathos“ gleich Krankheit und dem Präfix „iso“, das von dem griechischen Wort „isos“ stammt und gleich, identisch, ähnlich bedeutet.

Isopathie ist die Behandlung von Krankheiten durch niedere Entwicklungsformen des Erregers selbst, der die Erkrankung verursachte. Das steht im Gegensatz zur Homöopathie, welche auf dem Simileprinzip (Ähnliches mit Ähnlichem) und zur Allopathie, welche auf dem Prinzip des Entgegengesetzten (Gegensätzliches mit Gegensätzlichem) basiert.

Die Isopathie ist eine schon sehr alte Heilweise und wurde bereits von Hippokrates (460-377 v. Chr.) angewandt. In einer seiner Abhandlungen über die „Körperteile des Menschen“ gibt er eine Indikation folgendermaßen an: „Vomitus vomitu currentur“, das heißt: Heilung einer Krankheit durch Stoffe, die von derselben Krankheit geliefert werden. Damit hat er das Wesentliche über das isopathische Prinzip herausgestellt.

Hierauf fußt die Behandlung von Krankheiten mit Isopathika nach Prof. Enderlein. Er hat erkannt, dass Mikroorganismen nicht nur statisch-morphologisch zu betrachten sind, sondern dass sie sich in einem dynamischen Gleichgewicht befinden, besonders auch im Zusammenhang mit dem Körpermilieu (s. „Die unsichtbare Macht des Endobionten“ von Peter Linhart, Semmelweis-Verlag).

Prof. Enderlein fand durch seine Forschungsarbeiten heraus, dass hochvalente, pathogene Formen der verschiedenen Entwicklungskreisläufe von Schimmelpilzen durch exogene Zufuhr von Chondriten, also apathogenen, niederen Entwicklungsstufen, zu geschlechtlichen Kopulationsvorgängen und Kernverschmelzungen veranlasst werden. Dabei werden die krankmachenden Hochvalenzen abgebaut und verlassen über Ausscheidungswege wie Schleimhäute (bes. Darm) und Haut den Körper. Diese Ausscheidungsorgane sollten deshalb zur schnelleren Heilung unbedingt therapeutisch unterstützt werden.

Es handelt sich bei dieser Therapieform um gewaltlose Wandlungsvorgänge, keine Vernichtungsaktionen, wie zum Beispiel durch die Behandlung mit Antibiotika. Durch Antibiose werden in kürzester Zeit große Mengen von Bakterien zerstört, deren tote Leiber als sogenannte Endotoxine massive Nebenwirkungen und unerwünschte Reaktionen verursachen können. Im Gegensatz dazu kann mit der Anwendung dieser natürlichen isopathischen Medikamente ohne Beeinträchtigung der Integrität des mikrobiellen Ökosystems des Körpers eine große therapeutische Wirkung erzielt werden. Da diese Behandlungsform mit den pleomorphen Prinzipien, die überall in der Welt der Mikroorganismen festgestellt werden können, harmoniert, ist sichergestellt, dass sich keine therapiebedingten Neben- oder Folgewirkungen einstellen.

Isopathie ist ebenso eine Milieutherapie, da sie tief in den Stoffwechsel und das innere biologische Milieu des Mesenchyms, der Körperflüssigkeiten und der Zellen eingreift. Die zugeführten unspezifischen Chondrite wirken als Reizstoffe, die durch Absorption der Fermente fremder Mikroben die Abwehrtätigkeit des menschlichen Organismus unterstützen. Die Basis für eine wirkungsvolle isopathische Therapie bilden die seit langem bewährten Medikamente der Firma Sanum-Kehlbeck. Hierzu zählen isopathische Arzneimittel wie: Mucokehl®, Nigersan®, Notakehl®, Albicansan®, Pefrakehl®, Quentakehl®, Fortakehl® usw., die in der Regel – je nach Diagnose und Therapieziel – vom Therapeuten verordnet bzw. verabreicht werden.

Diese Mittel bieten beste Voraussetzungen und Möglichkeiten für eine tiefgreifende Symbioselenkung auch im Mesoderm und somit im Blut und in den Zellen. Das Mesoderm ist das mittlere der drei embryonalen Keimblätter, das sich ab dem Stadium der dreiblättrigen Keimscheibe (ca. 17. Tag) komplett differenziert und sich zu Skelett, Bindegewebe, Muskeln, Urogenitaltrakt, Milz, Blutgefäßen, Herz, Blutzellen und anderen Strukturen entwickelt.

Es gibt bei der isopathischen Behandlung kein starres System. Individuelle Anpassung an die jeweils vorliegenden Erkrankungen, deren Stadium und Schwere, eventuelle chirurgische, strahlentherapeutische und cytotoxische Vorbehandlungen sowie an den Allgemeinzustand des Patienten und dessen Konstitution sind unerlässlich. Die dunkelfeldmikroskopische Analyse eines erfahrenen Diagnostikers ist Grundvoraussetzung für eine gezielte isopathische erfolgsversprechende Therapie.

Die elementaren isopathischen Therapiesäulen bei der Lyme Borreliose sind:

- **Mucokehl®** (Chondrite aus Mucor racemosus)
- **Notakehl®** (Chondrite aus Penicillium chrysogenum)

Diese von Prof. G. Enderlein entwickelten Heilmittel bieten durch exogene Zufuhr der sog. „Chondrite“ eine Möglichkeit des Abbaus höherer Mikrobenformen zu niederen ausscheidungsfähigen Stadien.

So können bei der Lyme Borreliose sowohl hochvalente Erreger (Spirochäten bzw. Borrelien), „blebs“ (Mychite) wie auch „sporoide Symprotite“ (Sklerosymprotite), die eine durch Flüssigkeitsentzug kristallin entstandene Überlebensform der Mikrobe darstellen, zurückentwickelt und durch gezielte Therapie angriffs- und ausscheidungsfähig gemacht werden (s. „Die unsichtbare Macht des Endobionten“ v. Peter Linhart, Semmelweis-Verlag, S. 28 Urzyklode, S. 43-45 sporoide Symprotite, S. 50-59 Mychite).

Die sog. „cystic forms“ und deren Eiweißummantelung (Coating) von Borrelien muss „proteolytisch“ therapiert werden. Dazu bieten die sog. „Horvi-Reintoxine“ wegen ihrer hohen Enzymkonzentration einen genialen Therapieansatz.

Die Bedeutung der Enzymtherapie bei Borreliosepatienten

Um profunden Therapieerfolg zu haben, oder im günstigsten Fall sogar von Heilung sprechen zu können, ist es unerlässlich bei fortgeschrittener Lyme Borreliose die sog. „cystic forms“ bzw. deren Mantel aus Eiweißmolekülen (Coating) aufzulösen. Dazu ist „Proteolyse“ der drei Schutzhüllen erforderlich, was mit speziellen „Enzymen“ erreicht werden kann. Die Enzyme, um die es in der systematischen Enzymtherapie geht, sind eiweißaufspaltende Enzyme, sog. „Proteasen“. Sie sind in der Lage, das Borrelien-Coating zu demaskieren und so weitere Therapiemaßnahmen zu ermöglichen. Auch werden durch Enzyme Antigene freigelegt, wodurch Borrelien erkannt und von Abwehrzellen angegriffen werden können.

Hochdosierte Enzyme stehen in verschiedenen Präparaten wie zum Beispiel Wobenzym® plus, Karazym®, Wobe® Mucos NEM, Enzym-Wied® (Wiedemann) und andere in verschiedenen Verabreichungsformen zur Verfügung. In den ersten Tagen der Enzymbehandlung sollte die Dosierung etwas höher als angegeben eingenommen werden, um evtl. vorliegende Hemmnisse bei der Resorption zu beseitigen. Die Einnahme soll mit reichlich Wasser zwischen den Mahlzeiten erfolgen. Die Dragees oder Tabletten dürfen nicht zerkaut werden. Durch die Einnahme kann es zu Veränderungen am Stuhl kommen, etwa von Farbe, Geruch oder Konsistenz. Das hat keine gesundheitliche Bedeutung. Nach dem Absetzen der Behandlung normalisiert sich der Stuhl wieder. Die leicht abführende Wirkung der Enzyme ist in vielen Fällen sogar erwünscht.

Wenn aus anderen Gründen blutverdünnende Präparate eingenommen werden müssen (Marcumar®, Aspirin® oder andere), sollen Enzyme nicht oder nur in Absprache mit den Therapeuten genommen werden.

Horvi-Enzymtherapie (Schlangen- und andere Tiergifte)

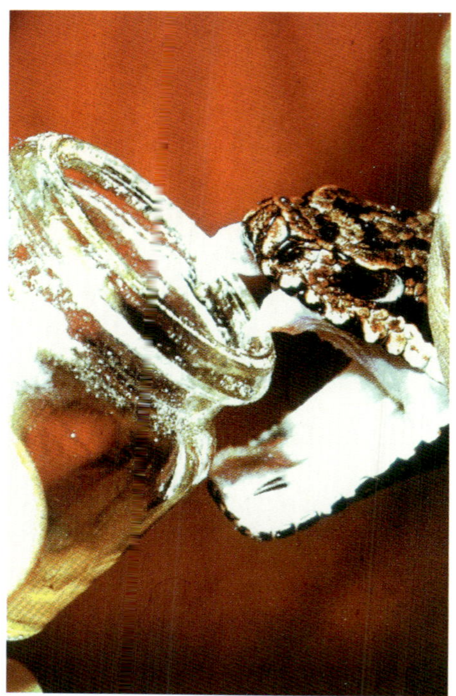

Bild 28: Giftabnahme bei einer Aspisviper (Vipera aspis)

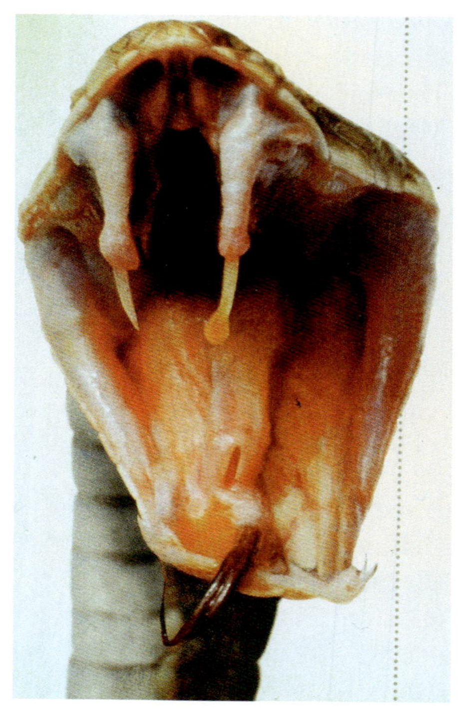

Bild 29: Gabunviper (Bitis gabonica) aufgerichtete Giftzähne mit Gifttropfen

Obwohl man der Schlange weltweit und seit Jahrhunderten besondere Heilkraft zusprach, wurde sie im Abendland erst im 5. Jh. v. Ch. untrennbar mit der Heilkunst verknüpft. Der Mensch versuchte schon immer, Schlangengifte medizinisch zu nutzen. Bereits in der Antike haben Aristoteles, Hippokrates und später Plinius die unterschiedlichen Wirkungen von Schlangengift beschrieben.

Der aus Pergamon stammende griechische Arzt Claudius Galen (122-199 u. Z.) verwendete Giftschlangen für Rezepturen als Ganzes, ohne vorher das Gift zu entnehmen. Die Tiere wurden zerkleinert und in Alkohol gelegt. Er wollte so eine Extraktion des Giftes erreichen. Genauere Untersuchungen über Schlangengifte führte erst im 17. Jahrhundert der italienische Arzt Francesco Redi (1626-1697) durch. Er erkannte, dass das Gift nur im Giftapparat lokalisiert ist und nicht – wie man damals dachte – das ganze Tier giftig ist.

Erst sehr viel später, zu Beginn des 19. Jh. n. Chr., erlebte die Schlangentherapie eine Art Renaissance. Erste empirische Untersuchungen weckten die Hoffnung, in bestimmten Schlangengiften wirksame Arzneien für Viruserkrankungen sowie für neurologische Erkrankungen gefunden zu haben.

Leider wurde in der Vergangenheit das Gift oft nicht identifizierter Schlangen verwendet, oder es wurden einfach die Rohgifte untersucht, sodass Fehlschläge bei der Erforschung von Schlangengiften vorprogrammiert waren.
So ergaben sich erhebliche gesundheitliche Risiken, wie z.B. Herz-Kreislaufstörungen oder allergische Reaktionen bis hin zum anaphylaktischen Schock.

Durch Verdünnung konnte der Giftgeist der Schlange gezügelt werden und durch Verschüttelung erreichte man eine Verstärkung der heilsamen Eigenschaften. So sind heute Schlangengifte aus der Homöopathie nicht mehr wegzudenken.

Schon Nobelpreisträger Wieland, der in den zwanziger Jahren bedeutende europäische Pharmakologe, nannte die „Schlagengift-Enzymtherapie" die Therapie der Zukunft. Ein Schüler Wielands war der Pharmakologe Dr. Waldemar Diesing (1902-1992), Begründer der Firma „Horvi", die nach dessen Tod von seiner Tochter zunächst weitergeführt wurde. Mit Neugründung des Familienunternehmens in den Niederlanden im Jahre 2003 unter dem Namen Horvi-Enzym Med B.V. und Übertragung der Rechte wurde unmittelbar an den reichen Erfahrungsschatz Dr. Diesings angeknüpft.

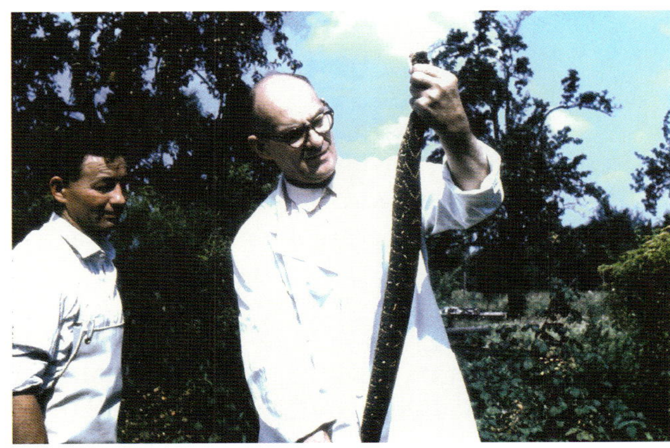

Bild 30: Dr. Waldemar Diesing – Eine der äußerst seltenen Fotografien des Pharmakologen und Begründers der Firma Horvi.

Dr. Waldemar Diesing war nie ein Mann der Öffentlichkeit, sondern hat stets mehr bescheiden und zurückgezogen seine Forschungsergebnisse Ärzten und Heilpraktikern für ihre verantwortungsvolle Arbeit am kranken Menschen zur Verfügung gestellt.

Er gehörte zu dem Kreis von Pharmakologen und Chemikern wie Brazil, Slotta, Zeller, Sakkar, Schöttler, Klobusitzki, Krauß, Kaier u.a., der in jahrelanger mühevoller Arbeit einwandfrei bewies, dass zum Beispiel Lachesis, Crotalus, Bothrops wie auch Vipera ammodytes und Naja in ihrer Bedeutung für die Heilkunde charakteristische Enzyme von Natur aus besitzen.

So konnten einwandfrei in jedem Schlangengift acht bis zehn, in Crotalus sogar zwölf, Enyzme nachgewiesen werden. Dazu noch eine Reihe von wichtigen Aminosäuren. Zusammen mit Neurotoxinträgern machen diese Enzyme und Aminosäuren nur etwa 15% des gesamten Schlangengiftes aus. Die anderen 85% sind reines Eiweiß. Dieses Eiweiß ist unbedingt nötig, ein Teil bildet die sog. „Brücke", auf die sich der gesamte Wirkungskomplex stützt.

Lange stand man vor der Frage: Wieso brauchen die Enzyme, um einen Komplex zu bilden, eine Brücke? Man hat versuchsweise ein Enzym herausgenommen, sofort zerfiel der Gesamtkomplex. Dann hat man versucht, einzelne Enzyme, die man aus tierischen Drüsen und Pflanzen gewann, zu komplexieren. Es ging nicht, sie kleben nicht aneinander, ja sie stehen sich feindlich gegenüber. Im Labor also gelang das Komplexieren nicht. Der Natur aber ist es seit eh und je gelungen, die Enzyme zu einem Komplex zusammen zu kleben und zwar mit Hilfe der Eiweißbrücke!

Es ist eine Tatsache und ein wichtiger Grundsatz, dass man mit einem oder zwei isolierten Bestandteilen – und sei es in reinster Form – nie eine exakte therapeutische Wirkung erzielen wird und kann, da nur der gesamte Komplex voll wirksam ist! Ein natürlich vereinter Komplex ist immer noch etwas Anderes als die Summe seiner einzelnen Bestandteile! So waren es massive Nebenerscheinungen, die viele Forscher zu keinen großen Resultaten kommen ließen (Löwenstein u.a.).

Schon in den zwanziger und dreißiger Jahren versuchte man, sich die therapeutische Wirkung der Schlangengifte nutzbar zu machen, gab aber bald wieder auf, weil sich zahllose allergische Erscheinungen beim Patienten, trotz wiederholter Reinigung der Gifte, zeigten.

Dr. Diesing erkannte, dass der Abbau der Eiweißbrücke des Schlangengiftes zwar chemisch, physikalisch und mechanisch möglich ist, dass aber dann der ganze Komplex, um den es in der Heilkunde ja ging, zerfällt.

In seinem vor vielen Jahren gegründeten und leider nicht mehr existierenden Institut für experimentelle Tierforschung (Fa. Horvi Chemie) gelang es ihm, durch einen sog. fermentativen Abbau die Eiweißbrücke soweit abzubauen, dass nur etwa 1,8% statt der gesamten 2% darin enthalten blieb.

Diese unterste Grenze genügte, um den Enzymkomplex zu erhalten und dadurch das Ziel zu erreichen: Schlangengifte endlich als Heilmittel zu nutzen. Um keine Verwechslung mit den Schlangengiften, welche noch die volle Eiweißbrücke besitzen, aufkommen zu lassen, nannte Dr. Diesing diese nun enteiweißten tierischen Rohgifte „Schlangen-Reintoxine".

Schlangen- und Spinnen-Reintoxine – Beitrag zur Borreliose-Therapie

Bei der multifaktoriellen Borreliose-Behandlung können Horvi Reintoxine mit ihrem hohen Enzymkomplex (Proteolyse) ebenfalls nur eine Säule des Gesamttherapiekonzeptes darstellen (jedoch unverzichtbar!). Mit geeigneten Katalysatoren wie z.B. Vitamin B1 sind sie bis zu 50 Stunden im Körper nachweisbar. Dadurch ergibt sich die Möglichkeit einer günstigen Depottherapie. Sie bilden keine Spaltprodukte, die als sogenannte „Fremdkörper" im Körper vagabundieren und Nebenwirkungen auslösen könnten. Die Horvi-Enzym-Therapie kommt in einem breiten Indikationsspektrum zum Tragen. Dennoch sind die eingesetzten Enzymarten sehr komplex und verschieden mit jeweils eigenem Wirkungsspektrum. Diese Tatsache bedingt oftmals eine Kombination mehrerer Präparate unter Beachtung exakter Mengenverhältnisse der wirksamen Komponenten (s. „Ganzheitlich Behandeln mit der Horvi Enzym-Therapie" – Rezeptierbuch – Horvi Enzym Med Niederlande).

Bei der Behandlung der Borreliose haben sie sich durch ihren extrem hohen Enzymanteil ganz besonders bewährt:

- Horvi Latromactan = Latrodectus-mactans (Schwarze Witwe-Spinne)
- Horvi Enzym – C33 = Lachesis muta, Bothrops jararaca (Buschmeister-Schlange)
- Horvi Enzym – C300 = Lachesis muta, Bothrops jararaca
- Horvi MS 9 = Bitis arietans, Crotalus terrificus

Horvi - Latromactan sollte unbedingt sofort schon beim Stadium I der Borreliose eingenommen werden. In diesem Frühstadium der Erkrankung können somit schon rechtzeitig vor der Verstreuung die im Bereich der Einstichstelle und am Endothel der peripheren Gefäße sich befindenden Erreger therapeutisch erreicht und bekämpft werden. Ebenso bei der Lyme-Arthritis.

Horvi – C33 und C 300 ab Stadium II – bzw. Spätstadium, wo sich „cystic forms" gebildet haben, um diese zu entriegeln.

Horvi – MS 9 zur Reizleitungsverbesserung bei der „Neuroborreliose" (s. III Phasentherapie)

Einnahmeform: Um bestmögliche Wirkung zu erzielen, sollten Horvi Reintoxine als Injektion (Depotwirkung) oder als Liquida perlingual bzw. sublingual verabreicht werden.

Injektionen sollten mögichst tief intraglutäal verabreicht werden. Spritzt man sie zu oberflächlich, wie z.B. subcutan oder als intracutane Quaddel, kann es durch vermehrte Histaminausschüttung zu Brennschmerz kommen. Injektionen im Mund- Rachen- oder Genitalbereich sollten vermieden werden.

Liquida können „peroral" über die Mundschleimhaut, noch besser sublingual, also über die umgebende Schleimhaut der Unterzungendrüse (Glandula sublingualis) verabreicht werden. Dort befindet sich ein äußerst dichtes Netz von Blutgefäßen unter der Zunge, was eine vollständige und schnelle Resorption gewährleistet. Bei empfindlicher Mundschleimhaut können die Liquida mit einem halben Teelöffel Wasser verdünnt werden, oder auf eine halbe Oblate geträufelt und unter die Zunge gelegt werden.

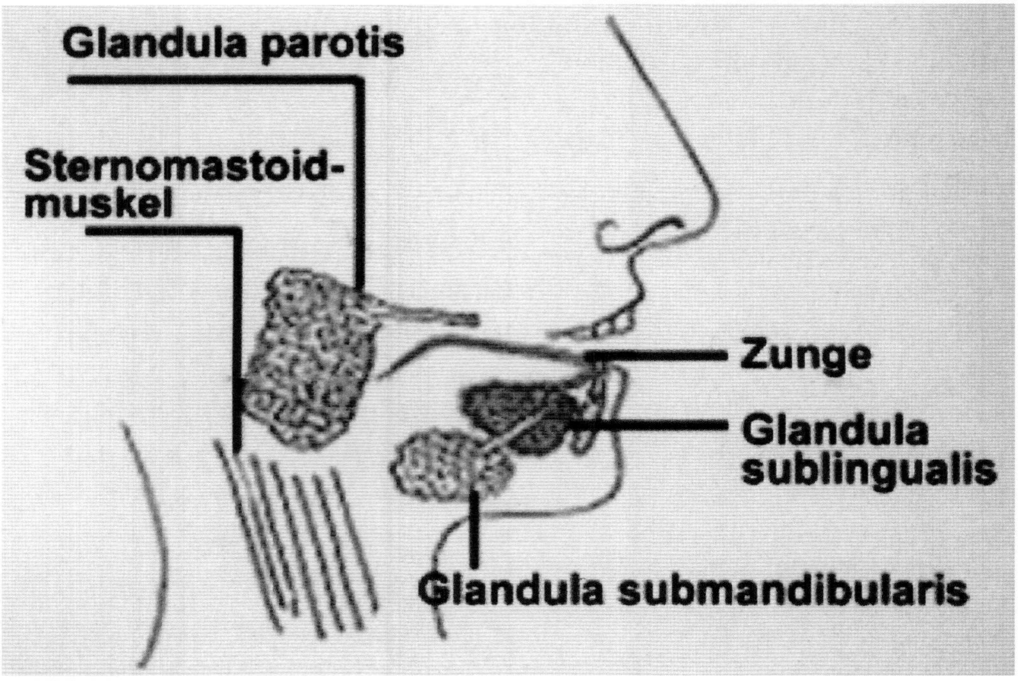

Abb. 31: Unterzungendrüse

Werden Horvi Reintoxine peroral eingenommen, sind sie fast wirkungslos, da Enzyme durch den sauren Magensaft zerstört werden. Patienten, die keinen Alkohol vertragen bzw. bei Kleinkindern sind alkoholfreie „Trinkampullen" besonders geeignet, die ebenfalls perlingual eingenommen werden können.

Dosis bei Kleinkindern: Den Ampulleninhalt in einer Spritze aufziehen und tropfenweise (ohne Nadel!) über den Tag verteilt verabreichen.

Kapitel VIII

Drei – Phasentherapie bei Borreliose

(Behandlungsvorschlag nach HP Peter Linhart)

Phase I – Vorbereitungsphase

Mit einer Behandlungsdauer von 1-2 Wochen beginnt der Patient nach genauer Rezeptur die Therapie zu Hause. Das Behandlungskonzept sollte vom Therapeuten schriftlich erstellt, dem Patienten genau erklärt und von ihm verstanden worden sein.

Therapieziel:

- Restaurationstherapie nach Antibiotika (Darmflora-Wiederaufbau evtl. Candidabehandlung)
- Ausleitung und Entgiftung: sowohl Endo- als auch Exotoxine sollten dringend reduziert bzw. beseitigt werden. Borrelientoxine sind in erster Linie „Neurotoxine", weshalb sich viele Symptome im neurologisch psychischen Bereich finden.

Rezept:

- Okoubasan® D2 Tropfen und Usneabasan® (Sanum)
  10 Tropfen vor dem Schlafengehen im tgl. Wechsel
- Sanuvis® Tbl. (Sanum)
  3 x täglich 1 Tablette
- Alkala® N Pulver (Sanum)
  1 Meßlöffel in Wasser – schluckweise über den Tag verteilt
- Sanukehl® Brucel D6 (Sanum)
  täglich 10 Tropfen innerlich und 5 Tropfen inguinal einreiben
- Exmykehl® D3 Supp. (Sanum) (soweit Candidabefall vorhanden)
  täglich 1 Zäpfchen vor dem Schlafengehen
- Silvaysan® Kps. (Sanum)
  3 x täglich 1 Kapsel
- Selenokehl® D4 Tropfen (Sanum)
  3 x täglich 5 Tropfen

Schmerztherapie bei Borreliose

Der Beschwerdegrad einer chronischen Borreliose liegt zwischen 0-100 Prozent. Es gibt Betroffene mit schwerer Borreliose, aber relativ geringen Beschwerden. Andere Patienten mit leichter Infektion haben fürchterliche Beschwerden, die sie am Leben verzweifeln lassen. Oftmals ist diesen Patienten die Erkrankung äußerlich nicht einmal anzusehen. Zu ihrem körperlichen Leid kommt dann häufig noch die Abstempelung als Hypochonder oder Simulant. Sie landen oftmals beim Psychiater und nicht beim Schmerztherapeuten, wo sie hingehören. Typischerweise treten insbesondere bei der Neuroborreliose vier bis sechs Wochen nach dem Zeckenstich teils brennende, teils stechende Schmerzen mit nächtlichem Maximum an Rumpf und Extremitäten auf. Die Beschwerden sind häufig radikulär zuzuordnen, können aber auch diffus auftreten. Reine Polyneuritiden werden häufiger in Nordamerika beobachtet. Selbst Morphium als Schmerzmittel hat bei Borreliose kaum Wirkung. Mit außergewöhnlich gutem Erfolg kann allerdings das homöopathische Mittel „Cannabis Sativa“ eingesetzt werden. Optimale Wirkung erzielt man in der D30, bei Bedarf halbstündlich verabreichen. Sehr gut bewährt hat sich auch „Horvi-Enzym-Serpalgin“ als Tropfen sublingual oder Injektion tief intraglutäal, je nach Testung und Bedarf.

Begleitende Therapieempfehlung während Phase I-II

Nahrungsumstellung:

Verzicht auf denaturierte Nahrungs- und Konsumgifte, starke Reduzierung von tierischem Eiweiß.

Umstellung auf Vollwertkost, basenreiche Nahrung bevorzugen, dementsprechend Säurebildner minimieren.

Kohlenhydrate mit glykämisch hohem Index meiden

Entwässerung und Entsäuerung: mit Kartoffel-, Brennnessel- oder Löwenzahnsaft in Verbindung mit ausreichend stillem, gutem natriumarmem Wasser.

Bewegungstraining, soweit es die körperliche Verfassung – insbesondere der Gelenke (Lyme Arthritis) – zulässt, zur besseren Sauerstoffversorgung der Zellen und zur Unterstützung aller Stoffwechselfunktionen. Ideal sind: Tanzen, Radfahren, Schwimmen, Wandern; kein Leistungssport!

Wöchentlich 2-3x „Heublume“-Öl- oder -Extrakt-Bad nach Kneipp.

Mittagsruhe unbedingt danach einhalten.

Phase II – Injektionsphase

Behandlungsdauer: 2 Wochen täglich, fachlich überwachte und geplante Therapie in der Praxis.

Therapieziele:

- Immunstimmulation- und Restauration:
  Eigenbluttherapie mit Formasan (Sanum), Utilin® „H“ (Sanum) und Utilin® „S“(Sanum)
- Keimreduktion: „ mobil-forms“
  Notakehl® (Sanum)
- Proteolyse: „cystic forms“
  Hier bewähren sich am besten Horvi Reintoxine durch ihren einzigartig hohen Enzymgehalt wie z.B. Horvi C33 und C300 (Enzyme aus dem Gift von Lachesis muta), Latromactan (Enzyme aus dem Gift der „schwarzen Witwe“, Latrodectus mactans). Horvi Präparate haben eine holländische Zulassung und dürfen europaweit vertrieben werden.
- Mochlolyse: „blebs“
  Mucokehl® (Sanum), Utilin®„S“ (Sanum)
- Reizleitungsverbesserung: bei Neuroborreliose
  Horvi Crotalus in Verbindung mit Vitamin B1 (Thiamin), Horvi MS 9 I und II, Vitamin B12 Sanum (Cyanocobalamin)
- Ausleitung und Entgiftung:
  Taraxan Sanum® D3, Derivatio (Pflüger), JUV 110 (Pflüger), Lymphomyosot® (Heel), Glucuronsäure (Staufen Pharma), Okoubasan® (Sanum), Usneabasan® (Sanum)

Vorgehensweise

1. Tag:

- Eigenbluttherapie 1,0 ml, gemischt mit 2,0 ml Formasan (Sanum) tief intraglutäal
- Utilin® „S“ D6 (Sanum) 1,0 ml tief i.m.
- Horvi Latromactan 1,0 ml tief intraglutäal
- Citrokehl® (Sanum) 2,0 ml i.m.
- Ledum HM (Pflüger) 2,0 ml i.m.
- Notakehl® D7, Quentakehl® D6 je 1,0 ml als „Mischinjektion“ s.c., i.c., oder auch i.m.. Evtl. unter die Lymphknoten beider Inguinalgeflechte inji-

zieren; bei vorhandenem Erythema migrans dieses i.c. quaddeln. Achtung: „keine Lymphknoten treffen!"

2. Tag:

- Vitamin B12 Sanum (nur bei Neuroborreliose) 1,0 ml i.m.
- Sanukehl® Brucel D6 (Sanum) 1,0 ml i.m. oder 10 Tropfen oral
- Derivatio (Pflüger) 5,0 ml langsam i.m.
- Horvi-Serpalgin „nur bei Schmerzen": 1,0 ml tief intraglutäal (kann 1-2 x tgl. verabreicht werden)
- Sanuvis® (Sanum) 2,0 ml i.m.
- Horvi C33 1,0 ml tief i.m.
- Magnesium „als Infusion" mindestens 300-400 mg

  Ein gravierender Magnesiummangel ist bei der Borreliose häufig zu beobachten. Hyperreflexie, Muskelzuckungen, Übererregbarkeit des Herzmuskels und wiederkehrende starke Muskelkrämpfe sind Anzeichen für solchen Mangel. Magnesium ist in erster Linie ein intrazelluläres Ion, sodass Untersuchungen des Blutspiegels wenig aussagekräftig sind.

3. Tag:
(evtl. Beginn der „Jarisch-Herxheimer-Reaktion", siehe Seite 54)

- Eigenblutherapie 1,0 ml gemischt mit 2,0 ml Formasan (Sanum) tief intraglutäal
- Lymphomyosot® (Heel) 1,0 ml i.m.
- Latensin® D6 (Sanum) 1,0 ml i.m.
- JUV 110 (Phönix) 1,0 ml i.m.
- Horvi MS 9 I (nur bei Neuroborreliose) 1,0 ml tief intraglutäal
- Notakehl® D7, Quentakehl® D6, Procain 1% je 1,0 ml als „Mischinjektion" s.c. oder i.c., inguinal, siehe Tag 1

4. Tag:

- Selenokehl® D4 (Sanum) 2,0 ml i.m.
- Horvi C300 1,0 ml tief intraglutäal
- Sanukehl® Brucel D6 (Sanum) 1,0 ml i.m., oder 10 Tropfen oral
- Horvi MS 9 II (Neuroborreliose) 1,0 ml i.m.
- Vitamin B12 Sanum (Neuroborreliose) 1,0 ml i.m.
- Citrokehl® (Sanum) 2,0 ml i.m.
- Magnesium-Infusion 300-400 mg

5. Tag:

- Eigenbluttherapie: 1,5 ml Blut gemischt mit 2,0 ml Formasan (Sanum)
- Horvi Latromactan 1,0 ml tief intraglutäal
- Ledum HM (Pflüger) 2,0 ml i.m.
- Mucokehl® D7 (Sanum) („blebs“ bzw. Mychite) 1,0 ml i.m. – **nie zusammen mit Notakehl®!! (2 Tage Abstand)**
- Sanuvis® (Sanum) 2,0 ml i.m.
- Derivatio (Pflüger) 5,0 ml langsam i.m.

6. und 7. Tag:

„Therapie Pause“

An diesen beiden Tagen nur oral Haptene als Antigenabsorber einsetzen.

- Sanukehl® Brucel D6 (Sanum) 2x tgl. 8 Tropfen oral
- Genügend natriumarmes Wasser bzw. Ausleitungstees trinken
- Evtl. 1 bis 2 Saunagänge – je nach Symptomatik
- „Heublume“- Öl- oder -Extrakt-Bad nach Kneipp (ansteigend)
- Evtl. je nach Befinden leichte sportliche Aktivitäten

Tag 8 bis 12:

Therapiekonzept wie Tag 1 bis 5 wiederholen

Jarisch-Herxheimer-Reaktion

Einige Tage nach Beginn einer angemessenen antibiotischen Therapie – aber auch nach Verabreichung von Notakehl® (Sanum), kann es zu massiven Symptomen kommen, da beim Zerfall der Erreger spezifische Bakterientoxine bzw. „Lipopolysacharide" freigesetzt werden. Hier spielen Interleukine aus Makrophagen eine Rolle. Interleukine sind von Leukozyten sezernierte Kommunikationsproteine der Immunregulation. Dieser Vorgang wird als Jarisch-Herxheimer-Reaktion bezeichnet. Abgesehen von dieser, meist ca. 48 Stunden nach Behandlungsbeginn einsetzenden Symptomatik, können entsprechende Reaktionen auch verzögert, d.h. bis zu ca. 72 Std., auftreten. Hier besteht ein Unterschied zur erregerverwandten Lues, bei der diese Reaktionen innerhalb weniger Stunden einsetzen können. Beobachtungen lassen vermuten, dass die „Jarisch-Herxheimer-Reaktion" umso schlimmer ist, je mehr Keime vorhanden sind und je schlechter der Gesundheitszustand des Patienten ist. Vorübergehend können dabei die Leukozyten erniedrigt und / oder die Leberenzyme erhöht sein. Eine Leukopenie kann allerdings auch ein Anzeichen für eine hartnäckige Ehrlichiose als Begleiterkrankung sein und sollte daher überprüft werden.

Symptome einer Jarisch-Herxheimer-Reaktion:

Fieberreaktionen begleitet von Schüttelfrost, Verstärkung bereits zuvor vorhandener Krankheitssymptome wie z.B. Abgeschlagenheit, Kopf-, Muskel- und Gelenkschmerzen, Juckreiz und Brennen am Erkrankungsherd sind bezeichnend.

Man kann davon ausgehen, dass die Jarisch-Herxheimer-Reaktion anzeigt, dass die Therapie wirksam ist. In solchen Fällen sollte die Dosierung der Medikamente vorübergehend eingeschränkt, oder die Behandlung für einige Tage (2-3 Tage) ausgesetzt werden. Während dieser Pause sollte die körpereigene Entgiftung und Ausleitung unterstützt werden (s. Therapiekonzept). Dann wird die Behandlung mit einer geringeren Dosierung fortgesetzt. Wenn es gelingt, die Therapie weiterzuführen, bessert sich der Zustand des Patienten zunehmend. Wird die Behandlung zu diesem Zeitpunkt abgebrochen und nicht wieder gleich aufgenommen, muss in der Regel mit einer weiteren Behandlung begonnen werden, da die Beschwerden aufgrund der nicht ausgeheilten Infektion anhalten oder erneut wieder auftreten.

Phase III – Langzeittherapie-Rezeptur

Nach der ca. 2-wöchigen ambulanten Praxisbehandlung und durchgeführten Verlaufskontrolle (z.B. Labor, dunkelfeldmikroskopische Analyse etc.) erfolgt die individuell angepasste Anschlusstherapie als Rezeptur für zu Hause.

Es ist jedoch nicht sinnvoll, unmittelbar nach Therapieende labordiagnostisch Titer zu kontrollieren, weil diese in Folge vermehrter Antigenpräsentation meist sogar ansteigen. Der Therapieerfolg muss in erster Linie „klinisch" – und durch Dunkelfeldanalyse beurteilt werden, da zuverlässige Laborparameter zur Feststellung einer Heilung sowieso nicht existieren.

Rezept:

- Utilin® S (Sanum)
  wöchentlich 1 Kapsel, 2 Std. vor dem Frühstück nüchtern
- Notakehl® D4 Kps. (Sanum)
  tgl. 1 Kapsel; nach Aufbrauchen der 20 Kps. mit Mucokehl® D4 Kps. (Sanum) die Therapie mit gleicher Dosierung fortsetzen
- Quentakehl® D4 Kps. (Sanum)
  3 x wöchentlich 1 Kapsel
- Sanukehl® Brucel D6 Tropfen (Sanum)
  jeden 3.Tag 10 Tropfen sublingual (an diesem Tag kein Notakehl® nehmen!)
- Horvi Nukleozym comp. Nr.4 Tropfen
  (nur bei bestehender Lyme-Arthritis)
  2x tgl. 8 Tropfen auf eine Oblate und unter die Zunge legen
- Horvi MS 9 I Tropfen
  (nur bei Neuroborreliose)
  2-3 x tgl. 8 Tropfen auf eine Oblate und unter die Zunge legen
- Wobe mucos® NEM oder andere Tabletten (Mucos Pharma)
  2 x tgl. 4 Tabletten
- Okoubasan® D2 Tropfen und Usneabasan® Tropfen (beide Sanum)
  tgl. 10 Tropfen vor dem Schlafengehen im tgl. Wechsel

Daneben wäre die „Borrelia Nosode" in der D30 (Staufen Pharma), allein oder in Kombination mit „Ledum D30" (1x wöchentlich eine Gabe von 5-7 Globuli) sinnvoll. Der Patient erhält Hinweise zu Lebensstil, körperlicher Aktivität und Ernährung.
Je nach aktueller Symptomatik sollten zusätzliche therapeutische Maßnahmen wie physikalische Therapie, Psychotherapie und Entspannungsbehandlungen mit eingebaut werden. Regelmäßige Verlaufskontrollen diktieren weitere erforderliche Behandlungen.

Kapitel IX

Prophylaxe

Impfung „Zecken-Impfung gibt es nicht!"

Für die FSME- Schutzimpfung wird von Unverantwortlichen und Unwissenden immer noch der Begriff „Zecken-Impfung" verwendet. Das ist nicht nur irreführend, sondern auch gefährlich, weil sich viele Geimpfte dadurch in Sicherheit wiegen.

Impfung gegen FSME (Frühsommer-Meningo-Enzephalitis)

Sie ist allen zu empfehlen, die dort leben, wo die FSME vorkommt, oder dorthin reisen. Prospekte der Impfstoffhersteller mit den Endemiegebieten der FSME gibt es in jeder Apotheke. Eine Schnell-Impfung nach Zeckenstich mit fertigen Antikörpern (passive Immunisierung) wird nur noch in Ausnahmefällen empfohlen. Nebenwirkungen bei geringem Schutz sind hier das Manko.

Impfung gegen Lyme-Borreliose

Einige Experten halten die Entwicklung eines wirksamen Impfstoffes gegen die Lyme-Borreliose in Europa für unmöglich. Sie verweisen auf die bisher gescheiterten Versuche bei der durch einen ähnlichen Erreger hervorgerufenen Lues (Syphilis). In der Tat scheint das übliche Impfprinzip, nämlich im menschlichen Körper die Bildung von Antikörpern gegen den Krankheitserreger zu provozieren, die im Infektionsfalle schützen, bei Borrelien nicht zu funktionieren. Als Ausweg haben die Forscher bei Borrelien eine andere Strategie entwickelt. Sie wollen den Borrelien nicht erst im menschlichen Körper beikommen, sondern bereits im Darm der Zecke, bevor sie durch einen Stich übertragen werden.

Bei einer Blutmahlzeit wachen die im Zeckendarm im „Ruheschlaf" befindlichen Borrelien erst langsam durch das zugeführte Blut auf. Sie keimen ähnlich wie Samen im Wasser. Die Borrelien sollen nun durch im Blut befindliche „Impf-Antikörper" bereits im Zeckendarm abgetötet werden können. In den USA sind im Gegensatz zu Europa Impfstoffe gegen Lyme Borreliose zugelassen und im Einsatz. Diese Impfstoffe richten sich gegen das Oberflächenprotein OspA (Outer surface protein A) des Borrelienstammes, der in Nordamerika vorkommt. Für Europa eignet sich dieser Impfstoff nicht. Hier findet man mindestens drei unterschiedliche Borrelienstämme mit mehr als vierzig weiteren Varianten (siehe Seite 8). Jedoch wird an der Entwicklung eines für Europa geeigneten Impfstoffs intensiv gearbeitet.

In diesem Zusammenhang könnte eine Beobachtung mit Eidechsen sehr aufschlussreich sein. Biologen haben auf Madeira und anderen Plätzen der Erde mit hoher Eidechsen-Population eine möglicherweise sehr wichtige Entdeckung gemacht. Die Zecken dort weisen eine viel geringere Borrelien-Trächtigkeit auf als der Durchschnitt ihrer Artgenossen anderswo. Entsprechend kleiner ist auch der Borrelien-Durchseuchungsgrad bei den Mäusen (Reservoir) sowie bei anderen Wirtstieren und beim Menschen. Der Grund ist folgender: Borrelien tragende Zecken, die sich an einer Eidechse vollsaugen, werden gewissermaßen vom Blut der Echse geheilt. Die im Darm der Zecke befindlichen Borrelien werden durch das Echsenblut abgetötet. Es wäre sicherlich sehr interessant zu wissen, ob dies auch durch andere Amphibien geschieht, was evtl. zu einem Schutzstoff gegen Lyme-Borreliose führen könnte.

Nosodenprophylaxe

Obwohl Nosoden homöopathische Mittel sind, muss zwischen klassischer Homöopathie und Nosodentherapie klar unterschieden werden.
Die klassische Homöopathie richtet sich nach dem sog. „Ähnlichkeitsprinzip", die Nosodentherapie nach dem „Gleichheitsprinzip".
Nosoden werden z. B. aus krankhaft verändertem Körpermaterial hergestellt, wobei keinerlei schädigende Nebenwirkungen zu erwarten sind. Jedoch können „gewünschte Reaktionen", die als positiv zu bewerten sind, entstehen. Als Zeckenprophylaxe eignet sich besonders ein Nosodenmix aus: FSME, Borrelia, Zeckenbissfieber und Zecke, in den Potenzen D6 und D30. Es reicht eine wöchentliche Gabe mit 5-7 Globuli für Erwachsende und 3-5 Globuli für Kinder.

Verhaltensweise bei Zeckenbefall

Entfernen der Zecke

Zur Vorbeugung gegen von Zecken übertragene Krankheiten sollte man sich nach jedem Aufenthalt in der Natur nach Zecken absuchen. Hat sich eine eingestochen, muss sie sofort entfernt werden, da das Übertragungsrisiko mit der Länge der Saugdauer ansteigt. FSME wird sofort, Ehrlichiose nach 6 Stunden und Borreliose nach 12 bis 24 Stunden auf den Menschen übertragen. Die Übertragungsrate steigt nach 24 Stunden auf etwa 30% und nach 2-3 Tagen auf fast 100%. Die Anwendung von Zeckenabwehrmittel (Repellents) und das Tragen schützender Kleidung können Zeckenstiche von vornherein verhindern helfen und sollten mit dem Absuchen kombiniert werden. Zecken stechen überall, sie bevorzugen aber weiche Haut: Kniekehlen, Haaransatz, Gesäß, Leistengegend, Genitalbereich. Kinder werden wegen ihrer geringen Körpergröße häufig am Kopf und Hals gestochen. Kurzes Kopfhaar erleichtert das Absuchen. Hunde und Katzen tragen viele Zecken herbei. Gefährlich sind die noch nicht festsitzenden Zecken. Beim Streicheln oder Bürsten der Haustiere können diese vom Fell auf den Menschen überwechseln. Das Thema, Hunde oder Katzen mit ins Bett zu nehmen, erübrigt sich somit.

Entfernung der Zecke

Menschen werden meistens von den winzigen Nymphen gestochen. Zu deren Entfernung sind viele Pinzetten und Zeckenzangen zu grob.

Es sollte zum Herausziehen der Zecken eine feine gebogene Splitter-Pinzette benutzt werden. Die Zecke möglichst vorne am Stechapparat fassen, **keinenfalls den Leib quetschen!** Sonst werden die im Darm befindlichen Borrelien herausgedrückt und die Infektion ist perfekt. Bricht der Stechapparat der Zecke ab, ist das nicht schlimm. Er verbleibt noch eine Weile in der Haut und wird später abgestoßen. Die Stichstelle sollte desinfiziert werden, sonst kann eine leichte Entzündung entstehen. Diese wird aber höchstens ca. 3 cm groß im Durchmesser und verschwindet nach ein paar Tagen. Eine Wanderröte (Erythema migrans) hingegen dauert Wochen bis Monate und muss – wie beschrieben – schnellstmöglich und richtig behandelt werden.

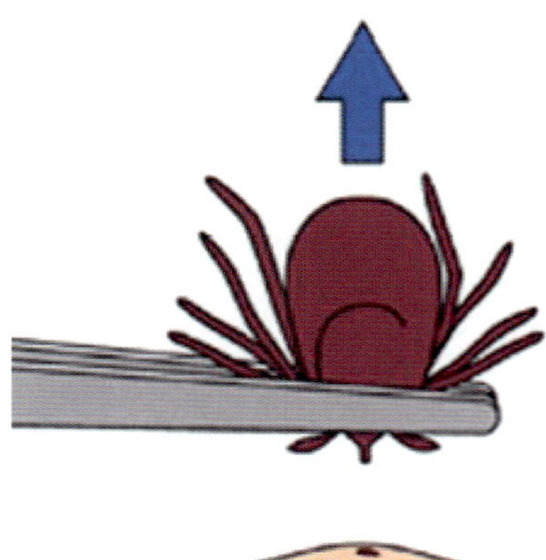

Bild 32: **Richtige Zeckenentfernung**
Mit einer feinen gekrümmten Splitterpinzette so nah wie möglich an der Haut fassen und vorsichtig nach oben ziehen.

Nach Entfernung der Zecke hat sich die schnellstmögliche Behandlung mit dem Medikament Notakehl® von der Firma Sanum Kehlbeck bewährt. Stündlich über den Tag verteilt einige Tropfen Notakehl® D5 in und um die Einstichstelle träufeln bzw. leicht einreiben. Dieses Mittel sollte in keiner Hausapotheke fehlen.

In Unkenntnis der Borreliose hat man früher in der Haut festsitzende Zecken mit Öl, Fett oder Klebstoff bedeckt und so ihre Atemöffnungen zugeschmiert. Man glaubte, die Zecken würden aus Atemnot von selbst loslassen. Das ist sicher auch irgendwann so, aber dann ist es oftmals bereits zu spät. Der Kontakt mit fremden Substanzen und der Stress bewirken bei den Zecken außerdem einen verstärkten Speichelfluss mit erhöhter Möglichkeit der Erregerübertragung.

Schluss:

Aufgrund der großen Symptomvielfalt und der schwierigen, manchmal unzuverlässigen Diagnostik der Lyme-Borreliose steht vielen daran Erkrankten ein langer Leidensweg bevor. Unzählige Ärzte müssen aufgesucht werden und oft erscheinen die Betroffenen bei oberflächlicher Untersuchung gesund, fühlen sich aber in Wirklichkeit schrecklich. Dies verstärkt das Gefühl, als Simulant zu gelten.

Nicht selten erhalten Betroffene den Rat, sich wegen ihrer vermutlich psychosomatischen Beschwerden beraten zu lassen.

Aber auch Fehldiagnosen wie Verdacht auf Erkrankungen aus dem rheumatischen Formenkreis oder Virusinfektionen sind an der Tagesordnung. Die daraus resultierende Fehlbehandlung und Ungewissheit für die Betroffenen geht mit starken Schmerzen, depressiven Phasen und Müdigkeit Hand in Hand und verschlechtert den ohnehin schon desolaten physischen Zustand noch zusätzlich.

Das bisherige Leben verändert sich sichtlich. Das Arbeitsleben oder die schulische Ausbildung kann nur mit großer Anstrengung bewältigt werden. Freizeitaktivitäten, vor allem solche, die körperliche Fitness voraussetzen, müssen eingeschränkt, oder gar ganz fallen gelassen werden. Dies wiederum fördert die soziale Isolation.

Zu Beginn der Erkrankung werden die Betroffenen noch von vielen Menschen in ihrem Umfeld nach ihrem Gesundheitszustand gefragt und erleben hierbei Anteilnahme. Je länger diese Erkrankung jedoch andauert, desto rückläufiger sind das Mitgefühlt und Interesse der Umgebung.

Auch Angehörige stehen der Problematik ratlos gegenüber. Sie versuchen, den Betroffenen das alltägliche Leben im Rahmen ihrer Möglichkeiten zu erleichtern, ertragen sicherlich auch viele Stimmungsschwankungen, z.B. des erkrankten Partners. Aber die zwischenmenschliche Beziehung ist schon dadurch beeinträchtigt, dass viele gemeinsame Aktivitäten nicht mehr in dem Maße wie vorher möglich sind. Die Lebensqualität der Betroffenen und Angehörigen leidet sichtlich bzw. verändert sich deutlich. Zusammenfassend kann festgestellt werden, dass die diagnostischen und therapeutischen Methoden von Naturheilverfahren insbesondere die dunkelfelddiagnostische Analyse und Sanum Therapie als begleitende, oder auch alleinige Behandlung (Spätstadium) der Borreliose eine durchaus wirksame Erweiterung konventioneller Therapien darstellen. Eigene langjährige Erfahrungen haben gezeigt, dass es sogar in schweren Fällen zu einer verbesserten Lebensqualität kommt, dass Schmerz- und Rheumamittel mit ihren Nebenwirkungen reduziert werden können und auch eine „endgültige Ausheilung“ möglich ist.

Glossar

Bei der glossarhaften Erfassung wurden Enderlein'sche Nomenklaturen und z.T. deren autorenauthentische Kommentierungen eingebracht, um Prof. Enderleins Originaldefinitionen in diesem Werk zu dokumentieren. Enderleins Definitionen sind in der „Bakterien Cyclogenie“ (Semmelweis-Verlag) auf den Seiten 349-356 in vorbildlicher Weise zusammengestellt. Zugleich möchte der Autor mit Nachdruck dafür plädieren, eine damals mühevoll erarbeitete Nomenklatur auch in Zukunft beizubehalten, damit auf diese Weise alle pleomorphistisch arbeitenden Therapeuten zu einer gemeinsamen Sprache finden.

Acrodermatitis chronica atrophicans (ACA) – Entzündung des subcutanen Bindegewebes, Hautatrophie mit Untergang der Anhangsgebilde (Haare, Schweissdrüsen, Talgdrüsen). Verleiht der Haut den typischen runzeligen Aspekt (Zigarettenpapier- oder Bratapfelhaut). Beschrieben erstmals 1962 von Herxheimer und Hartmann. Tritt im Borreliose Stadium III bzw. bei Spätborreliose auf.

Abwehrproteinasen – Enzyme, die den Abbau von Proteinen und Peptiden (Eiweißen) katalysieren.

Adultstadium – Erwachsenen-Stadium

Anamnese – Krankheitsgeschichte

Ankylose – knöcherne oder kapsuläre Gelenkversteifung mit vollständigem Bewegungsverlust

Antigene – Substanzen, die zur Bildung von Antikörpern führen und damit das Immunsystem zu einer Abwehrreaktion anregen. Krankheitserreger zum Beispiel tragen auf ihrer Zelloberfläche solche Antigene.

Antikörper – Vom Immunsystem gebildete Substanzen, die Antigene erkennen und für die Abwehrzellen markieren können. Antigene können nur durch einen genau dazu passenden Antikörper erkannt werden, so wie es für jedes Schloss nur einen Schlüssel gibt. Für jedes Antigen, mit dem der Mensch in Berührung gekommen ist und das als solches erkannt wurde, gibt es im Körper den passenden Antikörper. Treten unbekannte Antigene auf, müssen passende Antikörper erst mühsam gebildet werden. Wird der menschliche Körper bei einer Infektion beispielsweise mit Antigenen überflutet, wird der passende Antikörper millionenfach identisch vermehrt (geklont).

Arthritis – Gelenksentzündung

Babesiose – Durch Zecken übertragene intraerythrozytäre Parasitose. Erreger: „Babesia“, Gattung der Sporozoa (s. Parasiten)

Borrelia burgdorferi – Gehört zur Gruppe der Spirochäten, zu denen auch die Treponemen und Leptospiren gezählt werden. Diese schraubenförmigen Bakterien können Auslöser der Lyme-Borreliose sein. 1981 wurde der Erreger entdeckt und benannt nach dem Basler Dr. Willi Burgdorfer.

Cardiovaskulär – Herz und Gefäße betreffend

Candida – Mycosen – Hefepilz-Erkrankungen

Colitis – Dickdarmentzündung

CWD – zellwandfreie Bakterienformen (Cell Wall Deficient Forms) – sog. „cystic forms“

Dissemination – Ausbreitung von Erregern

Dunkelfelduntersuchung – Die Betrachtung von Objekten mit Hilfe eines Spezialmikroskops. Hier dringt nur das vom Objekt gebeugte Licht in das Objektiv ein (Reflektion). Eine Überbelichtung wird mit einem eingebauten Dunkelfeldkondensor verhindert. Das Objekt erscheint hell auf dunklem Grund und braucht nicht gefärbt zu werden.

Ehrlichiose – Durch Zecken übertragene und von Bakterien der Gattungen Ehrlichia verursachte Infektionskrankheit.

Endobiont – Prof. Enderlein wies einen Mikroorganismus pflanzlicher Herkunft nach, den er „Endobiont“ nannte, welcher diplazentar (durch die Plazentaschranke bzw. den Mutterkuchen hindurch) auf jeden Menschen übertragen wird und in Symbiose mit ihm lebt. Das Vorhandensein von Endobionten wurde 1946 von Prof. Dr. G. Enderlein als „Endobiosis“ bezeichnet. (siehe: „Die unsichtbare Macht des Endobionten“, P. Linhart, Semmelweis Verlag).

Endothelzellen – Zellen, welche die Innenauskleidung der Blutgefäße bilden

Endotoxine – Giftstoffe von Mikroorgansimen. Sie stammen aus der äußeren Zellmembran gramnegativer Bakterien, die beim Absterben in größeren Mengen frei werden. Dabei kann die sog. „Jarisch-Herxheimer-Reaktion“ s. S. 54 oder ein „septischer Schock“ entstehen.

Enzephalomalazie – Hirninfarkt

Enzephalopathie – entzündliche Reaktion des Gehirns und der Hirnhäute

Enzyme – (z.B. Proteasen) sind Eiweißmoleküle, die bei fast allen biologischen Vorgängen im Körper beteiligt sind. Seit nunmehr fast 60 Jahren werden sie erfolgreich als Therapieoption in der Medizin eingesetzt. Von den vermutlich über 20.000 verschiedenen Enzymen des menschlichen Organismus sind bisher erst etwa 3.500 identifiziert worden.

Epstein-Barr-Virus – Erreger der Mononucleosis infectiosa (Pfeiffersches Drüsenfieber)

Erythema migrans, sog. „Wanderröte“ – Tage bis wenige Wochen nach Zeckenstich und Infektion mit Borrelia burgdorferi hervorgerufenes, meist von der Stichstelle zentrifugal fortschreitendes Erythem.

Facialisparese – schlaffe Lähmung aller vom N.facialis (VII. Hirnnerv) innervierten Muskeln

Fibroblasten – in Bezug auf die Fibrillogenese aktive Form des Fibrozyten

Fibromyalgiesyndrom, FMS – nicht entzündlich bedingtes Schmerzsyndrom mit chronischen Weichteilbeschwerden

FSME, Frühsommer-Meningo-Enzephalitis – durch Zecken übertragene Erkrankung, durch Flavi-Viren ausgelöst. Gegen FSME kann aktiv immunisiert werden.

Haptene – Der Begriff „Hapten" stammt aus dem Griechischen und bedeutet „haften, greifen, fassen". Haptene sind Polysacharide, welche sich in Bakterien bzw. Pilzstämmen befinden, erregereigene Toxine binden, sodass der Erreger selbst nicht geschädigt werden kann. Sie können, wo sie völlig ungiftig sind, isoliert therapeutisch genutzt werden. Sie binden Antigene, die den gleichen oder ähnlichen Erregern entstammen, sind sog. „Antigenabsorber". Sanukehl®-Präparate (Haptene) werden von der Firma Sanum-Kehlbeck hergestellt.

Interleukine – von Leukozyten sezernierte Kommunikationsproteine der Immunregulation

Isopathie – ist die Behandlung von Krankheiten durch niedere Entwicklungsformen des Erregers selbst, der die Erkrankung verursachte, oder die Anwendung von Stoffwechsel- und Ausscheidungsprodukten aufgrund der Krankheit selbst.

Ixodes dammini – Hirschzecke

Jarisch-Herxheimer-Reaktion (s. S. 54) – Reaktion auf Endotoxine, die durch den Zerfall von Treponemen (geschraubte Bakterien, wie z.B. Borrelien), aber auch beim Zerfall mancher anderer Bakterien meist ca. 48 – 72 Std. nach Behandlungsbeginn (mit Antibiotika) auftritt.

Keratitis – Hornhautentzündung des Auges mit Einwanderung von Entzündungszellen aus den hyperämischen Gefäßen des Limbus und aus der Tränenflüssigkeit.

Leptospiren – Verursacher von Infektionskrankheiten, die mit dem Harn infizierter Tiere übertragen werden.

Leukopenie – Verminderung der Gesamt-Leukozytenzahl unter den Referenzbereich

Lipoproteine – an Lipide gebundene Proteine

Liquor – Gehirnflüssigkeit

Lyme – Ort in den USA. Von dort aus erfolgte die Entdeckung der „Lyme Borreliose"

Makrophagen – zu Phagozytose und Pinozytose sowie Elimination oder Speicherung von Partikeln bzw. gelösten Stoffen befähigte amöboid bewegliche mononukleare Zellen des Monozyten-Makrophagen-Systems

„Mobil forms" der Borrelien – Die normalen geschraubten Riesenbakterien (Spirochäten), die durch die infizierte Zecke übertragen werden können.

Molekül – aus zwei oder mehr miteinander verbundenen Atomen verschiedener Elemente bestehendes kleinstes Teilchen

Multiorganerkrankung – Multisystemerkrankung, die mehr oder weniger alle Organe und Systeme gleichzeitig oder nacheinander betreffen kann.

Mychit – nach Prof. Enderlein stellt das Mychit die kugelige „Urkeimzelle" aller Bakterien mit einem wandständigen Kern (Mych) dar. (s. „Die unsichtbare Macht des Endobionten", P. Linhart, Semmelweis Verlag, S.50-55)

Neuritiden – Nervenentzündungen

Neuroborreliose – Rückenmark- oder / und Liquorbefall durch Borrelia burgdorferi.

Neuralgie – Nervenschmerzen

Neurotoxine – Nervengifte; Giftwirkung einer Substanz auf Nervengewebe, z.B. Thallium, Quecksilber, bakterielle Endo- und Exotoxine (Botulinumtoxin, Tetanustoxin, Borrelientoxin u.a.).

Nosode – Arzneimittel, das z.B. aus Eiter, Sputum, Tonsillenexprimaten oder erkrankten Organen hergestellt und in Verdünnung zur Behandlung des „gleichen" Leidens als Impfung oder homöopathische Therapie angewandt wird.

Noxe – Schadstoff, schädigendes Agens, krankheitserregende Ursache

Organotroph – auf ein Organ gerichtet bzw. wirkend

Pathologie – Teilgebiet der Medizin. Die Lehre von den abnormen und krankhaften Veränderungen im menschlichen Organismus, insbesondere von den Ursachen (Ätiologie) sowie der Entstehung und Entwicklung (Pathogenese) von Krankheiten.

Paresthesien – neurologische Sensibilitätsstörung, Taubheitsgefühl

Penetration – Eindringen, z.B. eines Krankheitsprozesses in das angrenzende Gewebe oder in Nachbarorgane

Perikarditis – Entzündung des Perikards (Herzbeutels)

Persister – Verharren von Krankheitserregern in meist schlecht durchblutetem Körperzellgewebe

Polymorphie – Wandelbarkeit, Formveränderung (der Mikrobe)

Polyneuropathie – Bezeichnung für nichttraumatisch verursachte generalisierte, oder über mehrere Nerven oder Innervationsgebiete ausgedehnte Erkrankung des peripheren Nervensystems

Prolaps – Vorfall, hier Bandscheibenvorfall

Proteolyse – Eiweiß-Auflösung; Abbau von Proteinen und Peptiden durch hydrolytische Spaltung der Peptidbindung

Querschnittsmyelitis – Entzündung des Rückenmarks

Radiculitis – Entzündung der Rückenmarksnervenwurzeln

Rickettsiose – übertragbare Infektionskrankheit

Treponema pallidum – Syphiliserreger, geschraubte Bakterie (Treponeme mit Ähnlichkeit zu Borrelien)

Vektoren – Träger der Erreger, z.B. Zecken, Mücken, Flöhe, Bremsen, Wanzen u.a., als Überträger, z.B. bei: Borreliose, Malaria, FSME, Ehrlichiose usw.

Vasculitis – Entzündung kleiner Gefäße

Virulenz – Pathogenität eines Erregers

ZNS – Abkürzung für Zentralnervensystem

Der Autor

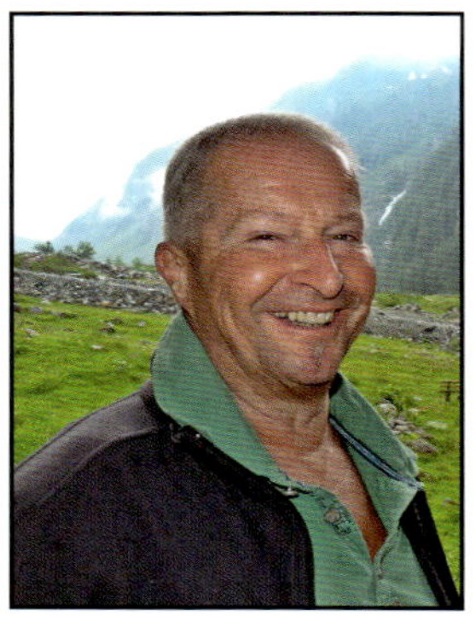

Heilpraktiker Peter Linhart, Jahrgang 1951, führt in Weiler im Allgäu eine Tagesklinik und Praxis. Schwerpunkte seiner langjährigen Praxisarbeit sind u.a. die Sanum-Therapie nach Prof. Enderlein, Borreliose Therapie, Chiropraktik-Neuraltherapie sowie die ganzheitliche bzw. komplementäre Krebsbehandlung.

Als Leiter des Labors für Pleomorphie, Humoraldiagnostik bietet er Kurse und Seminare an und hält außerdem u.a. Vorträge zum Thema Sanum- / Enderlein-Therapie, Lyme Borreliose und ganzheitliche Krebsbehandlung.

Praxisadresse: Praxis Peter Linhart
Am Gräbenbach 3
88171 Weiler / Allgäu
Tel. / Fax: 0 83 87 / 92 46 88

Die folgenden Buchtitel sind bisher von ihm erschienen:

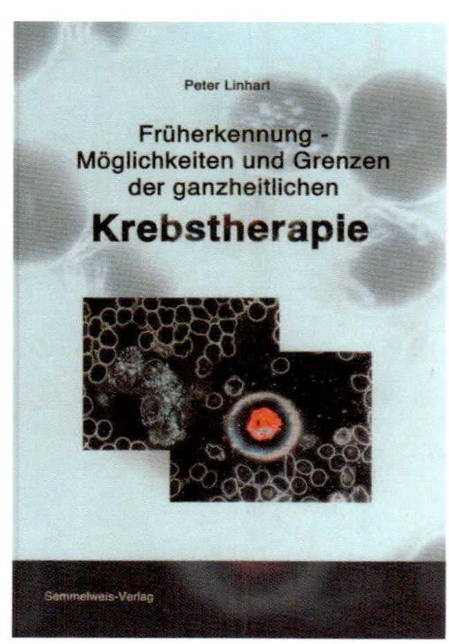

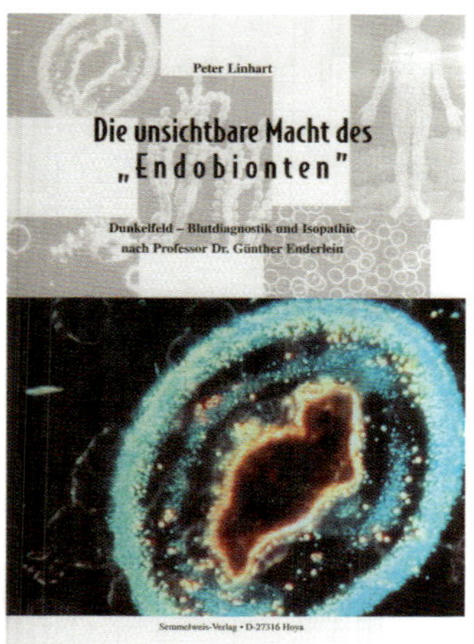

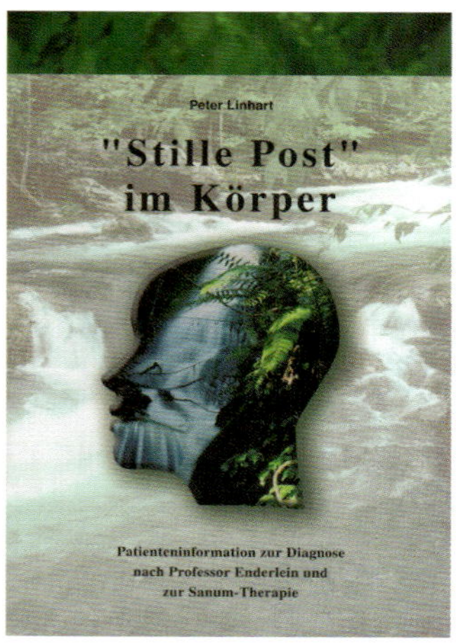